소중한 마음을 가득 담아서

_____ 님께 드립니다.

부모와 자녀간에 대화의 물꼬를 텄으면 좋겠다.

나와 같이 수업한 학생들,

일러스트를 그려주고 편집을 도와준 내 소중한 딸 다복이,

내가 하는 일에 모든 것을 긍정해준 남편,

책이 나올 수 있게 도와준 도서출판 스틱,

피드백을 해준 변경연 연구원들,

성을 긍정하지 못해서 자유롭지 못한 분들,

이 모든 분들께 이 책을 바친다.

당신의 성은 아름답고, 찬란하다.

당신은 행복해도 된다.

_저자 오마경

/ 저자와 소통할 수 있는 SNS 채널 /

이메일 elizabeath1@naver.com
인스타그램 @booksking_mk
블로그 blog.naver.com/elizabeath1 or 지그미오

지은이 오미경

"나의 삶이 공명과 울림을 가진 한 권의 책이기를 바란다."라고 소망하는 그녀는 가르친다는 것은 배우는 일이며 깊어지기에 토론하고 공부하며 글을 쓴다.

너와 나를 성장시키는 교육을 하며, 철학하는 영어샘이자 작가다. 아이들을 가르치는 일은 즐거운 일이자 놀이이며, 서로 많이 웃고 많이 대화한다. 시은 책으로 『몸어인』이 있다.

일러스트 이루다

홀로 서려 노력하는 여행자

엄마만 모르는
아들을 읽다

— 오미경 지음 —

아들의
性스러운
세계

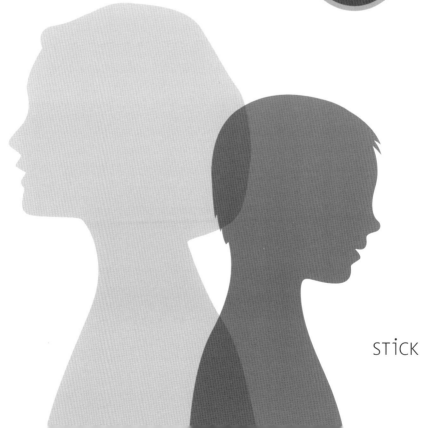

STiCK

스틱도서번호 S057 | 표지 (한국제지) 아르떼 백색 210g/㎡ | 본문 (한솔제지) 미색 백상지 100g/㎡

엄마만 모르는

아들을 읽다

초판 1쇄 인쇄 2023년 12월 4일
초판 1쇄 발행 2023년 12월 11일

지은이 오미경

발행인 임영묵 | **발행처** 스틱(STICKPUB) | **출판등록** 2014년 2월 17일 제2014-000196호
주소 (우)10353, 경기도 고양시 일산서구 일중로 17, 201-3호 (일산동, 포오스프라자)
전화 070-4200-5668 | **팩스** 031-8038-4587 | **이메일** stickbond@naver.com
ISBN 979-11-87197-42-3   03510

- 이 도서는 저작권법에 따라 보호받는 저작물이므로 무단전재와 무단복제를 금합니다. 이 도서 내용의 전부 또는 일부를 재사용하려면 반드시 저작권자와 스틱(STICKPUB) 양측의 서면 동의를 받아야 합니다.
- 이 도서에 사용한 문화콘텐츠에 대한 권리는 각 개인 및 회사, 해당 업체에 있습니다.
  연락이 닿지 않아 부득이하게 저작권자의 동의를 받지 못한 콘텐츠는 확인되는 내로 허가 절차를 밟겠습니다.
- 잘못된 도서는 구매한 서점에서 바꿔 드립니다.
- 도서 가격은 뒤표지에 있습니다.

[원고투고] stickbond@naver.com

출간 아이디어 및 집필원고를 보내주시면 정성스럽게 검토 후 연락드립니다. 책의 제목, 기획의도, 내용요약, 전체
원고(또는 원고샘플과 목차) 등을 이메일로 보내주세요. (저자소개와 연락처도 함께 남겨주시면 감사하겠습니다.)
문은 언제나 열려 있습니다. 주저하지 말고 힘차게 들어오세요. 출간의 길도 활짝 열립니다.

강종희,

『어이없게도 국수』 저자이며 아들 엄마

아들 둘과 함께 살아가는 엄마다. 아이 맘 속에 대체 뭐가 들었는지, 엑스레이 찍듯 좀 들여다볼 수만 있다면 얼마나 좋을까. 아들 엄마들이 다들 그렇다지만 내게도 자식 속은 정말이지 1도 모르는, 때로는 모른 척 넘어가고 싶은 미궁이다. 사춘기에 들어선 아들은 그 막막하지만 사랑스러운 미지의 존재에서 한발 더 나아간다. 여드름과 수염과 또 엄마가 알지 못하는 그 무엇들이 폭발하는 격동의 시기에, 내 아들에게도 오샘 같은 선생님이 계셨다면! 책을 읽다 보면, 누구와도 나누지 못했을 궁금증들을 습기 찬 방구석에서 끄집어내 봄날 햇살에 펼쳐놓듯 뽀송뽀송한 대화로 풀어나간 학생들이 못내 부러워진다. 아들 둔 엄마가 아니라 학생이 되어, 오샘의 수업에 귀기울이는 나를 발견하게 된다.

**차칸양, 경제인문학자,
『돈의 흐름을 읽는 습관』저자이며 아들 아빠**

생물에게는 세 가지 필수 욕구가 있다. 식욕, 수면욕 그리고 성욕이다. 이 세 가지 모두 생물에게는 필수적이며, 인간이라고 예외는 없다. 이렇게 중요한데도 사회 전반, 특히 교육계에서는 성욕에 대해서만큼은 더 금기시하는 분위기다. 아마도 우리나라 전반에 걸쳐 유교 관습이 몸과 마음에 배어있기 때문이리라. 오래전 중학교 시절 생물 선생님의 말씀이 잊히지 않는다. "구체적으로 이야기 안 해도 다 알고 있지?"라며 인간의 몸과 성징에 관한 수업시간을 두루뭉술 넘어갔던 기억이 있다. 왜 그랬을까? 과연 까까머리 중학생들이 이미 잘 알고 있어서였을까?

경제교육이 꼭 필요한 것처럼 성교육 또한 정규과목으로 배울 수 있어야 한다. 제대로 배우는 것과 자신이 알음알음 배우는 것은 천지 차이다. 가르쳐야 할 부모와 배워야 할 아이들을 위한 길라잡이 책이 나와 참 다행이다. 오미경 작가는 전작 『몸여인』에 이어 이번 책까지 출간한 이 분야 전문가 중 전문가라 할 수 있다. 실제로 남중학생들과의 기침없는 대화와 실제 사례로 채워진 이 책이 더욱 많은 사람에게 읽힘으로써 성욕이 이제는 음지에서의 수다거리에 머무는 것이 아닌, 얼마든지 양지에서 논의되는 주제로 격상되길 바란다.

정승훈, 학교폭력상담사,

『어느 날 갑자기 가해자 엄마가 되었습니다』 저자이며 아들 엄마

이 책은 불편하다. 내용도 그렇고 단어와 그림도 마찬가지다. 너무 직설적이라 이렇게 대놓고 말해도 되나 싶다. 진실은 불편하여서 쉬쉬하다 감춰진다고 한다. 성적(性的) 대화를 음지에서 양지로 데리고 왔다. 중학교 남학생들의 살아있는 질문을 자연스럽게 대화를 통해 답을 찾도록 했다. '정말 아이들이 이런다고?' 놀라는 부모들이 있을 수 있겠지만, 실상을 여과 없이 보여준다. 때론 어원으로 유래를 알려주고, 때론 기사 내용으로 현실을 알려준다. 서로 다른 성이라 이해하기 힘든, 아들을 키우는 엄마가 보면 좋을 책이다. 더불어 아들의 생각을 엿볼 수 있으니 딸을 키우는 엄마가 봐도 좋을 책이다.

몸에 관한 관심은 자연스러운 것

영어로 성교육한다고?!

남학교에서 영어를 가르치기 시작한 건 2016년부터다. 처음부터 아이들에게 성교육을 할 생각은 없었다. 영어교재만 챙기고 교실로 들어갔다. 아이들과 점점 친숙해지고 서로에게 익숙해졌다. 그때부터 아이들에게서 성적인 용어가 조금씩 흘러나오기 시작했다. 가장 먼저 들었던 말은 '지지 미, 보지 마.'였다. 그 자리에서 내가 미리 알고 있던 사전 지식을 이용해서 아이들에게 음과 양, 몸여인(몸으로 여행하는 인문학), 자지와 보지에 관해 설명했다. 아이들은 얌전해졌고 수업을 이어갔다.

혼내지 않고, 아이들의 말을 들어주니 숨겨왔던 성적인 호기심이 터지기 시작했다. 질문은 원초적이었고, 때론 폭력적이었다. 하지만 나쁜 생각이나 악의가 있는 게 아니라 정말 모르고 하는 질문이었다.

유태인의 자녀교육에 이런 명언이 있다. **"There are no foolish questions."**(어떤 질문도 어리석지 않다.) 모르면서 질문하지 않는 것보다 바보같은 질문이라도 하는게 낫다는 뜻이다. '괜찮은 어른이 되기를 바라는 마음'으로 아이들과 대화하기 시작했고, 아이들에게 말하고 싶다.

'너희들은 모두 소중해. 자신을 존중하면 자유롭게 살 수 있어!'

폭력은 무지에서 일어난다는 것을 아이들을 통해서 봤다. 아이들이 나빠서가 아니라 자신이 한 행동이나 무심코 뱉은 패드립이나 비하발언이 폭력이라는 걸 몰랐기 때문이다. 그런 아이들을 불러 대화를 나눴다. 아이들은 대화 후 자신의 행동이 잘못되었다는 것을 인지했다. 아이들의 행동이 달라졌다.

십 대에 성이 폭발적으로 터지는 건 당연한 일이다. 자지가 서고, 성욕이 일어나고, 지나가는 여자와 자고 싶고…. 처음에는 그냥 아이들의 호기심과 질문들이 나도 그저 즐거웠다. 그러나 알고 보니 말할 수 있고 질문할 수 있는 사람이 나밖에 없었다. 집에서 그렇게 말하냐고 물었더니 "에이, 더러운 새끼….", "싸가지 없이, 머리에 피도 안 마른 것이….", "하라는 공부는 안 하고 엉뚱한 것만 묻고!", "그런 것만 밝히니 네가 공부를 못 하는 거야!"라는 소리를 들었다고 말해줬다.

그렇게 아이들의 질문을 계기로 책을 쓰기 시작했다. 책에 있는 모든 대화는 사실을 기반으로 이루어졌다. 당황스럽고 충격적으로 느껴질 수도 있다. 하지만 이게 아이들의 현실이다.

'당신이 가르치는 아이들만 그렇지. 내 아들은 절대 그렇지 않아.'

이렇게 생각하는 분들도 있다. 내가 가르치는 아이들은 한국에서 아주 평범하고 일반적인 남학생들이다. 한 아이의 질문은 그 세대를 아우르는 말이다. 그렇게 아이들의 질문에 대

답을 해주면서 나도 많은 공부를 했다. 이 책을 쓰면서, 정말로 '내가 이 책을 써도 괜찮을까?' 고민을 할 때 학생들이 말했다. **"선생님 가르침 덕분에 우리가 바뀌었잖아요. 쓰세요."** 아이들의 응원에 힘입어 책에 마침표를 찍을 수 있었다.

성을 긍정하면 자유롭다!

성은 가장 원초적인 본능이다. 삶의 에너지다. 성이 없으면 우린 살 수가 없다. 모든 건 성으로부터 시작한다. 단순히 삽입하는 것만이 성, 섹스가 아니다. 서로 대화하고, 가벼운 스킨십을 하고, 눈을 맞추고, 책을 읽고, 뛰어 놀고, 글을 쓰고, 노래를 부르고…. 이와 같이 우리 삶의 모든 행위들이 사실은 성 에너지가 그 근본이다. 성을 부정한다는 건, 결국 자신의 뿌리를 부정하는 것과 같다.

몸이 없으면 대학도 성공도 출세도 없다. 몸을 알지 못하면 부모님도 친구도 더 나아가 삶도 없다. 먹고 자고 번식하는 행위는 동물도 한다. 그러나 알고 데리고 사는 몸과 모르고 데리고 사는 몸은 다르다. 몸의 주인이 자신인지, 몸이 주인이고 자신은 그저 몸의 습관에 따라 사는 노예인지도 모르고 사는 아이들이 많다.

예를 들어, 야동을 봐야만 잠을 자는 아이들, 자위를 하고 사정을 해야만 잠이 든다는 아이들은 몸의 습관을 멈출 줄 모른다. 몸을 조절하고 절제하면서 균형 있게 산다는 건 '몸의 주인'이 자신임을 아는 거다. 몸의 습관에 따라 사는 삶은 노예의 삶이다. 몸이 시키는 대로 살아야 한다면 이미 몸의 노예로 전락한 것이다. 무엇보다 몸을 움직이는 가장 큰 에너지는 '성'이다. 성을 안다는 건 내 몸을 안다는 것과 같다.

스웨덴은 최초로 성교육을 시행한 나라로 만 4세부터 성교육을 시작한다. 성교육의 선진국으로도 유명하다. 참고로 유네스코 국제 성교육 지침서는 성교육을 5세 때부터 시작하라고 권고한다. 스웨덴은 모든 교과목에 성교육이 들어가 있어, 따로 시간을 정해서 싱교육을 하지 않는다.

교과목 간의 융합으로 수업시간에 성을 자연스럽게 배운다. 예를 들면, 과학생물 시간에는 생식을 바탕으로 한 성평등과 성정체성을, 미술시간에는 그림을 그리면서 성별 권력관계

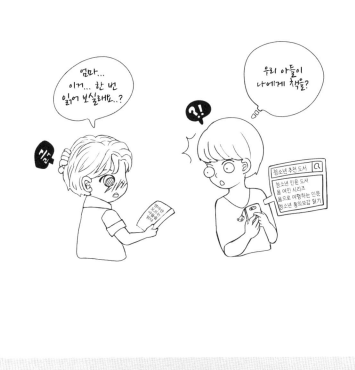

를, 사회시간에는 선과 악, 성평등을 바탕으로 한 인간관계를, 체육시간에는 타인의 접촉에 관한 개인의 선택을 배우는 식이다. 또한 학생들은 콘돔을 쉽게 구할 수 있는데 모두 무료다. 의사의 처방 없이도 피임약을 구할 수 있다.

스웨덴만큼은 아니더라도 한국에서의 성교육도 어른들이 아이들의 성을 인정하는 데서 시작해야 한다.

아이들의 성을 인정하는 순간, 아이들의 얼굴이 환하게 피었다. 아이들은 살아 움직였다. 성을 긍정하는 순간, 자신을 사랑하며 친구 역시 사랑할 수 있게 되었다. 자기를 존중하고 난 뒤에, 친구를 존중할 수 있게 되었다.

누구를 바꾸겠다는 것도 아니고, 사회에 관한 비판을 던질 의도나 마음은 없다. 그저 이 책을 통해 한 아이의 부모가 아이를 바라보는 시선이 조금이라도 따스해지길 바란다. '이 더러운 새끼!'라고 말할 게 아니라, 아이가 자위했다고 비난할 게 아니라 수건을 건네주는 부모가 있기를 바란다.

인정이란 큰 게 아니다. 그냥 아이의 말에 "그렇구나, 그랬구나." 한 마디면 된다. 아는 건 아는 대로 알려주고, 모르는 건 모른다고 말하면 그만이다. 그거면 해결된다. 아이는 그러면 "그렇구나~." 하고 웃고 넘어간다.

내가 나를 행복하게 만드는 가장 원초적 에너지는 바로 '성'이라는 것을 다시 한 번 상기했으면 한다.

질문은 궁금하고 호기심 있고 관심 있기 때문에 한다. 몸에 관한 관심은 자신을 아는 첫걸음이다. 몸을 대하는 태도가 바로 행동이고, 이 행동의 반복은 습관으로 나타난다. 습관은 삶에 관한 관심으로 확장하며 곧 운명이 된다. 즉, 몸에 관한 관심은 내 운명이 된다.

목차

제2부 । 이거 19금 아닌데?

"선생님, 쟤 또 이상한 데 만져요~."
"응, 내버려 둬. 신체자유권에 대한
과도한 간섭하지 말고."

제1부

내 몸 내가
만지는데 왜?

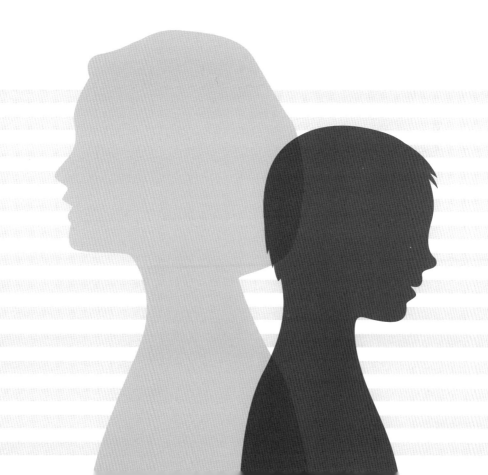

1교시

샘,애 야한 짓 해요

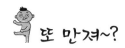 또 만져~?

중학교 2학년 교실. 수업을 한창 진행하고 있었다. 갑자기 종길이가 손을 번쩍 들었다.

Oh샘   응, 종길아, 무슨 질문 있니?
종길   선생님, 남수가 자꾸 이상한 데 만져요.

종길이가 말을 마치자마자, 친구들은 남수를 보고 모두 배꼽을 잡고 웃었다. 남수가 얼굴이 빠알개지더니 당황한 듯 양손을 내젓는다.

남수   아니에요. 선생님, 저는 그런 것이 아니라 야한 생각을 했더니 자꾸 서요….

여기저기서 "크크큭큭…. 남수 또 상상해."라는 말이 들렸다. 가벼운 미소를 지으면서 종길이에게 말했다.

Oh샘   응, 내버려둬요. 자기 몸 자기가 만지는데 종길이가 남수에게 신체자유권에 대해 과도한 간섭을 하는 것 같네.
       그런데, 남수야. 네 몸 네가 만지는 것은 자유지만 때와 장소를 가려가면서 만져요.

그러자 교실 안은 키득키득, 여기저기서 웃음이 빵빵 터졌다. 오늘도 남수는 억울하다. 사실 남수는 그곳을 만지는 것이 아니라 잠깐 어떤 제스처를 취했을 뿐인데, 귀여운 남수를 놀릴 셈으로 종길이가 그렇게 말했을 거다.

남수는 반 아이들에게 사랑받는 친구다. 그는 부드럽고 웃는 모습도 귀엽고 순수하다. 그런 남수를 많은 친구가 좋아한다. 우정을 과시하면서 서로 껴안기도 한다. 누군가 또 남수를 물고 늘어진다.

도현 선생님, 남수는 매일 밤 야동을 보면서 자신을 기쁘게 하는 행위를 많이 해요.

Oh샘 응. 남수뿐 아니라 네가 하는 행동을 남에게 투사하지는 마. 사람은 자신에게 없는 것을 남에게서 볼 수 없어. 네가 그렇게 말하는 건 네가 그렇다는 것을 증명하는 것과도 같아.
과유불급이라는 말이 있듯이, 넘치는 것은 부족한 것만도 못해. 과한 사기 위로보다는 조금 부족한 듯이 해봐. 성적욕망은 성적인 데만 쓰이는 것이 아니라 일상생활을 하는 모든 곳에 에너지를 쓰니까 적절히 배분해서 사용해도 괜찮겠지?

텍사스 축제에 관한 내용으로 염소쇼를 배우는 수업시간이 었다. 원어민이 들려주는 소리를 쭈~욱 한 번 들은 후, 내가 다시 말하고 아이들이 따라 말하는 순서였다.

Oh샘   Look at the **goats** here! This is a **goat show~**. The goats in the **show~**.

아이들이 따라 읽었다. 읽으면서 아이들이 키득거리며 웃었다. 이때 용우가 말한다.

용우   선생님, 애들이 자꾸 '고추쇼'라고 말해요.

용우의 말 한마디에 모든 아이가 '고추쇼, 고추쇼.'라고 노래를 부른다. 염소쇼를 영어로 'Goat Show'(고우트쇼)라고 한다. 발음이 비슷해서 아이들은 자동으로 성적인 언어로 연상했다.

남수나 용우는 중학생을 대표하는 평균적인 학생일 것이다. 무슨 이야기든지 섹스가 들어가지 않는 것은 없으며, 야동으로 잠을 못 이루고 수시로 성기가 서서 잠재워야 하는 등 많은 남학생이 이런 고민을 한다.

갑작스러운 성호르몬의 증가로 주체할 수 없는 성욕을 어떻게 해소해야 할지 난감할 때가 많다. 시도 때도 없이 끓어 넘쳐흐르는 호르몬을 주체할 수 없어 매일 밤 야동을 보며 밤을 새우는 아이들이 많다. 어떤 아이들은 야동을 봐야 잠을 잘 수 있다고도 말한다.

2차 성장기를 맞이하면 사춘기를 겪는다. 사춘기 때 몸이 변화한다. 왜? 호르몬 때문에! 그래서 감정과 생각과 정신이 롤러코스터를 탄다.

영화 〈헐크〉를 보면 주인공 남자는 평소에 상냥하고 사람들과도 잘 지낸다. 그러다가 분노가 극에 달하면 자신도 모르게 무시무시한 헐크로 변신한다. 분노 호르몬으로 몸이 갑자기 거대해지고 괴력을 사용해 무거운 바위나 탱크를 들어 올려 파괴한다. 헐크처럼 분노 호르몬으로 몸이 변신하면 평소의 행동이 달라지듯이, 2차 성장기를 맞이한 소년, 소녀도 호르몬의 샤워로 몸이 변화하면서 마음이나 감정의 굴곡이 오르락내리락 한다. 아이에서 어른으로 성장하는 가파른 고갯길을 건너야 한다.

『동의보감』에는 신장의 발달 단계에 따라 남자는 16세,

여자는 14세에 2차 성징을 경험한다고 했다. 생리학자들은 육체와 마음이 7년마다 위기와 변화를 겪는다고 말한다. 다시 말해 7년마다 육체의 모든 세포가 완전히 새롭게 재생하는 변화를 겪는다. 중학생이 되면서 새로운 존재로 태어나는 때가 십 대 청소년의 시기이다.

"타인에게 관심을 갖는 것만이 아니라, 진정으로 상대방에게 관심을 두게 된다. 남자아이가 여자아이에게 관심을 갖게 되는 순간, 그 남자아이는 정반대의 성, 진정한 상대방에게 관심을 갖는 것이다. 여자아이가 남자아이에게 관심을 갖게 되는 순간, 새로운 차원의 세상이 열린다. 14년째가 되는 해는 대단히 혁명적이다. 성(sex)은 무르익고 성에 대해 생각하기 시작한다. 성적인 환상이 꿈으로 나타나게 된다. 시와 로맨스가 생겨나며 새로운 세상으로 들어간다."

『기적의 차크라』 16쪽, 오쇼 라즈니쉬 지음, 서미영 역, 젠토피아, 2016년

남녀 평균 연령 14세가 되면 호르몬이 찾아온다. 몸의 혁명적 변화를 겪으면서 정신과 마음이 영향을 받는다. 호르몬은 그리스어로 'horme'(자극하고 일깨우다.)다. 14세 이전에는 남녀의 신체적인 변화에 큰 차이가 없다. 물론 개인차로 14세 전에 이미 2차 성징이 나타나는 친구들도 있다.

몸이 변화하면서 생각이나 행동이 달라진다. 즉, 몸이 달라지니 생각도 달라진다. 이때부터 남자와 여자의 생각 차이가 있다. 성호르몬이 나오면서 남학생들은 늘 여자와의 섹스에 관해 생각하기 시작한다. 남성 호르몬(테스토스테론) 때문에 생기는 자연스러운 현상이다.

호르몬이 나오면서 사춘기(思春期)가 시작된다. 사춘기(思: 생각 사, 春: 봄 춘, 期: 기약할 기)는 '봄을 탄다.', '봄을 생각하는 시기'라는 뜻이다. 국어사전에서 사춘기는 '몸의 생식 기능이 거의 완성되며, 이성에 관심을 가지게 되는 젊은 시절'로 나와 있다.

봄은 오행으로 보면 목(木)의 기운이다. 나무는 쭉쭉 뻗는 성향으로 땅속에서 톡 하고 튀어나오고 새싹이며 새로운 시작을 알리는 기운이다. 봄이라는 게 본래 성적인 의미를 품고 있다. 성호르몬의 분비가 증가하면서 2차 성징이 나타나고 이성에 대한 관심이 증가하는 시기, 즉 성을 알고 인생의 봄이 찾아오는 시기라 하여 '사춘기'다.

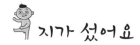 지가 섰어요

친구들 선생님! 기태 좀 보세요. 얼굴이 빨갛게 달아올랐어요.

Oh샘 응? 무슨 일이야?

기태 아무것도 아니에요.

친구들 기태는요. 이상한 상상을 하면 얼굴하고 귀가 빨개져요. 어젯 밤
에 본 야동 생각하나봐요. (크큭크큭)

기태 그게 아니라요. 아침에 학교 오는데요. 지나가는 여자를 보면 가슴
이 두근거리고 볼록 튀어나온 가슴에 눈이 가요. 여자가 걷는 뒷모
습을 보면 저도 모르게 성기가 빳빳해져요. 제가 변태인가요?

남자로서 당연한 몸의 현상이다. 왜 남자들은 여자의 볼록
한 가슴, 툭 튀어나온 엉덩이에 시선이 돌아갈까? 모래시계 몸
매를 왜 좋아할까?

엘리슨과 립슨의 2004년 폴리시 연구결과에 의하면 커다란
유방, 가는 허리, 두드러지게 커다란 엉덩이를 가진 여자들이
가임기와 배란일의 에스트라디올(estradiol, 난소에서 분비되는 발정 호르몬의
일종으로 자궁 발육, 내막 증식, 유선 발육, 월경, 2차 성징 등에 관여한다.) 수치가 다른
여자보다 30% 더 높다고 한다. 즉, 이런 몸매를 가진 여자들이
임신능력이 더 뛰어나다는 거다.

진화론적 관점에서 보면, 남자가 이런 여자에게 눈이 가는

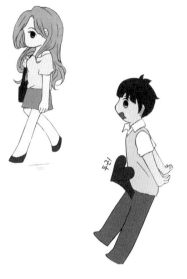

▲ 지나가는 여자만 보면 가슴이 두근거리고 빳빳해져요.

것은 유전자를 물려주려는 종족보존으로, 남자들의 무의식적인 본능의 발동이다. 연구자들은 남자들이 큰 가슴과 날씬한 허리, 납작한 배, 풍만한 엉덩이에 매력을 느끼는 현상은 전 세계 모든 문화권에서 동일하다는 것을 발견했다. 남자의 뇌는 이러한 몸매를 보고 자연스럽게 눈길이 가고 몸이 변화한다. 왜? 상대 여자가 젊고 건강하고 아마도 다른 남자의 아이를 임신한 상태가 아니기 때문이다.

2차 성징이 시작된 십 대 남자들이 이런 여자에게 눈길이 가는 것은 몸에 새겨진 무의식적인 유전자의 작동이라고 여기면 된다.

Oh샘   기태야, 야한 상상을 했을 때 네 몸 상태를 말해줄 수 있니?

기태   음. 저도 모르게 중요부위가 빳빳해지면서 발딱 서고요. 심장박동이 조금씩 빨라지고 얼굴이 빨개지면서 닳아 올라요. 그리고 아무 생각도 안 나요.

이 말을 들은 반 친구들은 책상을 두 손으로 두드리고 발을 구른다. 키득키득 웃고 얼굴이 빨개지며 입이 귀에 걸리기까지 했다.

Oh샘   그래? 그게 서면 어떤 기분이 들어?

기태   당근, I'm on cloud nine이죠. (구름 위를 날아다니다.)

기태처럼 야한 생각만 해도 남자의 중요상징인 자지가 발딱 서는 이유는 무엇일까? 이런 몸의 변화는 기태가 초등학교 1, 2학년이었을 때에는 일어나지 않았을 것이다. 중학생이 되면서 생긴 현상이다. 그렇다면 여자에 대한 그리움이나 섹스하고 싶은 욕구 등의 야한 생각은 왜 하게 되는 걸까? 이유는 호르몬 때문이다.

호르몬은 몸을 변화시킨다. 목소리가 굵어지는 변성기를 오게 하고, 음모가 나면서 남자의 체취도 풍기게 한다. 근육을 발달시키고 본인 의지와 상관없이 아랫도리를 수시로 발딱발딱 서게 해 당혹스럽게 한다. 사내 아이들은 성장하면서 가끔 몽정도 한다. 몸이 바뀌면 마음도 자연스럽게 바뀐다. 지나가는 여자만 봐도 자지가 서고, 만지고 싶고 자고 싶어진다. 아이에서 어른으로 가는 가파른 언덕인 2차 성장기에 접어든 것이다.

중학교 2학년 학생들에게 부가의문문을 가르칠 때도 "너, 그 영화 안 좋아하지, 그렇지?"를 영어로 "You don't like the movie, do you?"라고 말하면 뒤에 붙은 '두유'를 누군가 거꾸로 말한다. '유두'(you do)를 반복해서 말하는가 하면, 문장을 바꿔 "왓두유두(what do you do?)" 이렇게 말하기도 한다. 특히 유두를 강조하면서 말이다. 영어문장에서도 남학생들은 자연스럽게 성과 연결된 단어를 강조하면서 말한다.

사춘기 초기가 되면 자연스럽게 남자 뇌의 시각 피질이 여자 가슴과 다른 신체 부위로 향한다. 그래서 '변태'가 되는 게 아닌가 걱정하는 남자아이들도 생긴다. 변태라서 그런 게 아니라 이게 다 '테스토스테론' 때문이다.

2차 성장기를 맞이한 남중생에게 찾아온 가장 큰 변화는 테스토스테론(testosterone)의 증가다. 테스토스테론의 어원은 고환,

테스티스(testis)에서 왔다. 테스토스테론은 고환 안에 있는 정소에서 만들어져 '정소호르몬'이라 부르기도 한다. 물론 여성의 난소와 부신에서도 약간씩 분비가 되지만, 남자가 여자보다 10배 이상 만들어진다. 그래서 남자를 상징하는 호르몬을 '테스토스테론'이라고 부른다.

테스토스테론의 양은 1g 정도로 차 숟가락의 한 스푼 정도에 불과하다. 1g에 지나지 않는 테스토스테론의 위력은 어떨까? 성욕과 성적인 쾌감에 결정적인 영향을 준다. 보는 시각과 냄새 맡는 후각, 그리고 소리 듣는 청각에 매우 민감해져 그 반응력이 크게 나타난다. 보통의 남학생이 지나가는 여자만 봐도 자고 싶다는 마음을 들게 하는 것도 이 호르몬 영향이다. 여성의 볼록 튀어나온 가슴의 하얀 살결에 자연스럽게 시선이 머물기도 한다. 미니스커트를 입은 여성의 허벅지로 눈이 자연스레 따라가다 보면 순간 빳빳해지는 발기현상 때문에 당황스러워하곤 한다. 여성의 향수나 머리에서 풍기는 샴푸 향도 남자의 몸을 흥분하게 만든다.

성적인 언어의 쾌감, 자신감 향상, 사회적 성공에 목을 매는 이유도 테스토스테론의 영향 때문이다. 모든 게임에서 무조건 이겨야 한다. 졌을 때는 억울해서 이길 때까지 해야 한다.

지고는 억울해서 못산다. 운동장에서 하는 농구나 축구

는 무조건 이겨야 직성이 풀린다. 바둑알로 알까기 게임을 해도 상대를 무너뜨려야 행복하다. 하물며 오줌 멀리 싸기에서도 이겨야 한다. 남학생들이 스마트폰 게임에 몇 시간씩 공을 들이면서 하는 이유도 이길 때까지 해야 하는 호르몬의 영향 때문이라 할 수 있다. 그래서 테스토스테론을 '승자효과(winner effect)'라고 부른다.

『남자의 뇌, 남자의 발견』을 쓴 루안 브루젠딘은 십 대 남자의 뇌를 다음과 같이 말한다.

"뇌과학적으로 보면 남자는 힘과 공격성을 과시할 때 뇌의 신경 화학적 작용으로 기분이 좋아진다. 아동연구가 엘리너 맥코비에 따르면 남자아이들은 자기들 방식의 즐거움을 찾을 때, 뇌에 도파민 분비를 촉진시켜 굉장히 기분이 좋아지게 만든다고 말한다. 신경 화학물질인 도파민의 보상 효과는 중독성이 있다. 뇌가 도파민 분비를 좋아하고 더욱 원하기 때문에 남자아이들은 늘 더 강한 전율을 추구하게 된다."

무엇보다도 테스토스테론은 남자의 생식기에 가장 큰 영향을 준다. 자신감 형성과 남자 역할이다. 자신감 상승과 승부와 도전을 두려워하지 않고, 쾌감을 느끼는 뇌를 활성화한다. 과다분비될 경우 충동을 억제하지 못하고 욕구를 잘 절제하지

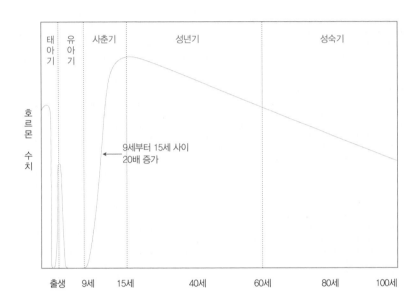

태아기 · 유아기 · 사춘기 · 성년기 · 성숙기

호르몬 수치

9세부터 15세 사이
20배 증가

출생 · 9세 · 15세 · 40세 · 60세 · 80세 · 100세

▲ 남자의 인생주기에 따른 테스토스테론의 양

(출처) 『남자의 뇌, 남자의 발견』 69쪽, 루안 브리젠딘 지음, 황혜숙 역, 리더스북, 2010년

못하는 경우가 있다.

중학생이 되면서 테스토스테론이 분비되기 시작하다가 30대가 될 무렵에 최고조에 달한다. 그 이후 1년에 약 1% 정도씩 줄어든다. 『동의보감』에도 '남자는 32살이 되면 근육과 뼈가 왕성하고 신장의 기운이 최고조에 달해 성장의 정점을 찍는다.'(내경편, 신형)라고 나와 있다.

발기나 생식은 물론 기억력이나 행복감, 면역력마저 테스토스테론의 분비량에 영향을 받는다. 여성이 49세 전후로 월경을 마무리하는 완경을 하듯이 남자들이 나이 들수록 뱃살이 늘어나는 것은 테스토스테론의 분비량이 줄어들기 때문이다.

뇌가 흥분돼

영어단어 'exciting'과 'excited'의 구분을 가르쳤다. 이때도 남학생들은 그냥 넘어가지 않는다. 'exciting!'을 연신 외치며 마치 흔들의자에 앉은 것처럼 몸을 앞뒤로 흔든다.

동규 Exciting, exciting~.

Oh샘 Exciting 외치다가 호르몬에 익사하겠네.

정홍 Exciting과 Excited 차이점을 잘 모르겠어요.

Oh샘 보통은 'I'm excited.'라고 말해. 내가 흥분되고 기분 좋다고. 'I'm exciting.' 하면 내가 재료가 되어서 나만 보면 모든 사람이 흥분하는 거지.

excited는 자신이 흥분을 느끼는 거고, exciting은 다른 사람을 흥분시키는 뜻으로 이해하면 돼.

호경 캬악~~~ 크크크크. 그럼 '야동 exciting' 하면 야동이 우리를 흥분시키는 거네요.

Oh샘 응, 아주 좋은 예문이야. 야동을 본 네가 흥분되니까 'You're excited.'(너는 흥분된다.)라고 말할 수 있지. 몸에서 흥분을 가장 먼저 느끼는 곳이 어디일까?

성현 (크크크크, 음흉한 웃음을 지어 보이며) 그야 물론 그곳이죠.

Oh샘 땡! 우리 몸의 가장 위에 있는 뇌야. 뇌가 흥분해야 몸이 흥분할 수 있어. 몸이 반응하기 전에 뇌가 순식간에 전기자극을 보내 몸을 조정하는 거야. 뇌가 다치면 몸이 흥분하지 않아.

놀랍게도 흥분을 가장 빨리 알아채는 곳은 뇌이다. 무게가 약 1.4kg에 불과한 뇌는 우리 몸의 에너지 중 20% 정도를 사용한다.

남학생이 자극 받기 위해 야동을 보고 야한 사진이나 그림을 보는 이유가 무엇일까? 뇌가 순식간에 흥분되어 뇌의 신경전달물질이 그들의 중요한 곳을 자극하기 때문이다. 몸과 정신은 따로 노는 것이 아니라 함께 작동한다. 몸이 자극 받으면 마음이 흥분할 수도 있고, 마음이 자극 받으면 몸이 흥분할 수 있다.

예를 들어, 여자의 미니스커트 입은 모습만 봐도 남자의 중요 부분이 빳빳이 선다. 이유는 뇌에서 자극 신호를 보내 몸을 흥분시키는 역할을 하기 때문이다. 시각은 뇌를 자극하고 뇌는 바로 중요부분을 흥분시킨다.

과학자들의 연구에 따르면, 남녀 십 대의 뇌는 사춘기 이전인 아동의 뇌와 확연히 다르다고 말한다. 『남자의 뇌, 남자의 발견』의 저자인 루안 브리젠딘은 '십 대 남자가 되면 테스토스테론의 수치는 20배나 치솟는다. 테스토스테론이 맥주라고 치면 9세 남자아이는 매일 한 컵 정도(180㎖)를 마시며, 15세가 되면 하루에 7ℓ에 달하는 양, 500㎖ 병으로 맥주 14병을 마시는 꼴이 된다.'라고 한다. 이처럼 십 대는 테스토스테론에 취한다. (출처 : 『남자의 뇌, 남자의 발견』 68쪽, 루안 브리젠딘 지음, 황혜숙 번역, 리더스북, 2010년)

이 호르몬이 십 대 남자의 마음과 몸, 영혼을 장악하고 있을 때부터 그들의 모든 생각과 행동이 생물학적으로 남성화된다. 고환을 커지게 하고, 근육과 뼈의 성장을 촉진시키며, 수염과 음모를 자라게 하고, 목소리를 굵어지게 하며, 성기를 길고 두꺼워지게 한다.

하지만 무엇보다 극적인 변화는 남자아이의 성적욕구가 여자아이보다 2배나 빨리 커진다는 점이다. 남자의 뇌 시상하부는 성적충동에 할애된 공간이 여자의 뇌보다 2.5배나 크다.

남자 시각 피질의 배경에는 밤이나 낮이나 성적인 생각이 떠돌면서 성적기회를 포착할 준비를 하고 있다. 남자의 뇌는 이때부터 성욕을 앞에 내세운다.

'내 아들이 왜 그럴까?'에 대한 답은 몸의 구조가 여자와 다르고 뇌의 상태도 다르기 때문이다. 뇌의 구조가 다르면 같은 상황에서도 남자와 여자의 반응이 다르게 나타난다. 중학생이 되는 청소년기의 뇌는 충동을 억제하는 전전두엽이 아직 성숙하지 못한 채 정서와 감정을 관장하는 중간뇌, 즉 변연계를 주로 사용한다. 그 결과 충동을 조절하지 못하고 공격적이다. 일단 일을 저지르고 생각은 나중에 한다. 몸에서 나오는 호르몬인 테스토스테론(성욕과 공격적이고 지배적인)과 변연계를 주로 사용하는 뇌신경전달물질(분노, 공포, 공격성)의 결합은 폭발적인 성향을 띠게 한다. 그들의 몸과 뇌를 이해하면 'exciting'이란 단어에 흥분하고, 엄마 말을 듣기 싫어서 문을 닫고 게임에 몰두하는 이유를 알 수 있다.

기태가 성적인 상상을 하고 몸의 중요부위가 빳빳하게 서서 당황하는 것처럼 중학생 남자아이들은 포르노를 보고, 숙제도 빼먹고, 여자아이들을 보기만 해도 침을 질질 흘린다.

미 국립정신보건연구소의 제이 기드(Jay Giedd)와 연구진은 소년의 억제시스템이 20대 초반에 이르기 전에는 성숙하지 않는다는 점을 발견했다. 십 대의 억제시스템은 아직도 만들어지고 있으므로 완성이 안 된 상태다.

따라서 십 대 남사의 뇌는 가속페달은 멀쩡한데 브레이크가 미완성인 상태다. 십 대가 성적충동을 참을 수 없는 이유는 가속페달을 밟고 브레이크가 고장난 것과 같다.

십 대의 뇌가 사춘기에 들어서면서 리모델링을 시작해서 완성하는 데는 8~9년 정도 걸린다. 십 대의 뇌는 완전히 다른 두 개의 시스템을 갖고 있다. 하나는 충동적이며 또래와 있을 때는 2배의 자극을 받는다. 마치 가속페달을 밟는 것처럼 말이다. 또 하나는 억제시스템으로 전전두엽 피질이며 브레이크 역할을 한다.

억제시스템은 사태를 주의 깊게 관찰하고 위험한 일을 해야 할지 말아야 할지를 가늠하게 한다. 청소년기에는 충동조절이 미숙하다. 뇌 자체에서 조절이 안 되기 때문이다. 이를 위해 청소년기에는 제어하는 법을 배운다. 이때 제대로 배우지 못하고 어른이 된다면, 어른이 되어서도 충동조절이 미숙하게 나타난다. 실례로 사람들 앞에서 충동적으로 옷을 벗거나 자위행위를 하는 등 사회적 문제를 일으켜 스스로 삶을 망치는 경우가 있다. 청소년기에 학교나 가정에서 관련 교육이 필요한 이유다. 억제시스템은 충동을 억제하는 방법부터 하지 말아야 할 것들도 알려주는 시스템인 것이다. 이것이 제대로 작동되면 위험하거나 어리석은 일을 저지르지 않게 막아준다. 십 대의 충동적인 욕구를 부모와 학교, 사회가 브레이크 역할을 하는 셈이다.

2교시

내 아들이 자위를 하다니!

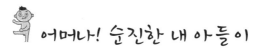# 어머나! 순진한 내 아들이

    학기초에 중학교 2학년을 둔 어머님과 학생의 학업문제로 통화를 했다. 대화가 거의 끝나갈 무렵 어머님이 물어볼 게 있다고 했다. 큰 숨을 쉬는 소리가 들렸고 약간 떨리는 목소리로 말씀하셨다.

— 제가 선생님께 이런 말했다는 거, 재민이에게는 비밀로 해주세요. 어젯밤 재민이가 자는 줄 알았는데요. 방에서 이상한 소리가 들려 문을 열었더니, 글쎄 재민이가 야동을 보면서 자위하고 있더라고요. 놀라서 그냥 문을 닫았어요. 가슴이 벌렁벌렁하고 야동을 본다는 것이 우리 재민이가 잘못된 길로 가는 것 같아 몹시 속상하고 놀랐어요. 더 놀란 건 순진하고 착한 우리 아들이 벌써 자위를 하다니… . 아직도 진정이 안 돼요.

— 네. 놀라셨겠네요. 그런 생각을 전혀 안 하시다가 직접 보게 되셨으니… . 어머님! 걱정하지 않으셔도 됩니다. 십 대 중학생 아이들의 성장과정입니다. 재민이뿐만 아니라 십 대 거의 모든 아이들이 야동을 봅니다. 자위는 재민이가 건강하게 잘 자라고 있다는 징표이고요. 재민이가 건강하지 않으면 자위도 안 합니다. 우리 재민이가 아주 정상적으로 잘 자라고 있으니 마음 놓으시고요. 제가 수업시간에 건강하게 야동 보는 법과 자위 예절을 이야기하겠습니다.

중학교 3학년 영어교재의 내용 중에 '컴퓨터를 하는데 어머님이 벌컥 문을 열고 들어오는 장면'이 있었다. 아이들에게 말했다. "여러분도 사생활이 있으니 정식으로 어머님께 노크하라고 요청해. '엄마, 저도 이제 사춘기이고 제 사생활이 있으니 노크 부탁해요.'라고." 그랬더니 학생들이 이구동성으로 불만을 토로한다.

재희   그랬다가는 등짝 쳐 맞아요.

영진   그러면 '너 미쳤냐!'라고 엄마가 불같이 화내요.

민호   어디서 어린 것이 엄마한테 이래라저래라 하냐면서 먹던 과자도

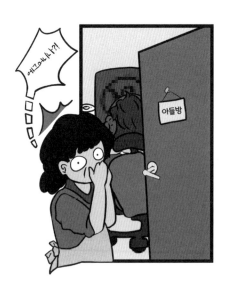

▲ 순진하고 착한 내 아들이 자위를 하다니!

뺏겨요.

길훈   우리 엄마는 저만 보면 분조장(분노조절장애)이라 소리 질러요.

종종 어머니들은 말한다. "초등학교 때 우리 아들은 말도 잘 듣고 숙제도 잘하고 고분고분했는데, 중학교 들어가면서 방문을 걸어 잠그고, 대화를 시도하면 눈을 피하고 말도 잘 안 해서 속상해요. 사춘기라서 그런가요?" 흔히 말한다. '품 안의 자식'이라고. 아들은 엄마의 자녀이기도 하지만 독립적인 사람이다.

시간이 어느덧 지나 아들이 십 대인 사춘기를 맞이하면 성에 눈을 뜨기 시작한다. 남자만의 뇌 구조와 사고를 하고 2차 성징을 맞이하면서 몸이 변한다. 아들은 남자다. 이런 아들이 성장하는 것을 무시하고 마냥 어린애 대하듯이 하면 아들도 불쾌하다. 성장하는 것을 지켜보면서 아들의 몸과 정서적인 변화를 존중해줘야 한다. 사춘기 아들이 아니라도 자녀방의 문을 열 때 노크는 부모가 갖추어야 할 기본적인 예의다.

대부분 부모는 어쩌다 십 대 사춘기 아들이나 딸의 엄마 아빠가 된다. 재민이 어머니처럼 그저 어리다고만 여겼던 아들이 야동을 보고 자위를 한다는 것 자체로 충격을 받는 경우가 많다. 인지하지 못했던 아들의 변화를 어느 날 발견한 순간, 상황 자체로 당황하게 된다.

아무리 자식이지만 성장해가고 있는 자녀에 대한 존중은 필수다. 사춘기라는 몸과 마음의 가파른 고갯길을 올라가는 재민이도 사생활이 있다. 어리다고만 여겼던 아들이 문을 걸어 잠근다고 서운해 하지 않길 바란다. 아들이 중학생이 되면서 자기만의 세계를 갖고 대화가 줄어드는 것도 당연하다.

십 대의 자녀가 있는 부모가 '사춘기니까 저러겠지.'라고 여기는 것은 부모가 자녀와 소통하고 싶지 않다는 말이다. 부모는 자녀의 나이 때에 따른 몸과 마음의 변화를 배워야 한다. 자녀를 소유물이 아닌 하나의 완전한 독립적인 존재로 존중해줘야 한다. 부모 태도가 바뀔 때, 비로소 십 대 사춘기 자녀와 소통도 할 수 있다.

아들이 십 대가 되면 관계를 재정립해야 한다. 아들이 12~13세 무렵이면 엄마의 다정한 포옹이나 입맞춤 등은 금지사항이다. 연구자들에 따르면 십 대 남자아이들은 엄마와의 신체적 접근뿐만 아니라 엄마의 냄새에도 거부감을 느낀다고 한다. 이러한 반응은 근친교배를 막기 위한 수단으로 진화되었을 것으로 추측한다.

자녀를 소유물이 아닌 함께 살아가는 홈메이트라고 여기면 어떨까? 어떻게 그럴 수 있느냐고 말하는 부모도 있다. 하지만 오래 관계를 지속하기 위해서는 간섭보다는 관심을 두고 지켜봐 줄 수 있는 여유가 필요하다. 간섭과 관심을 어떻게 구별하느냐고? 이야기를 했을 때 자녀가 짜증내면 간섭이요, 받아들이고 수용하면 관심이다.

내 몸을 맘대로 만질 수 있는 자유, 자위

중학교 1학년 월요일 수업이었다. 동사과거형을 가르치면서 주말에 뭐했는지 영어로 질문을 했다.

Oh샘 What did you do on weekend?

승준 선생님. 자위가 영어로 뭐죠?(진지)

Oh샘 너희 나이 또래에서는 'wank(딸딸이 치다.)'를 더 많이 사용하고, 자위는 masturbation이야.

승준 I wanked. I did masturbation.(나는 자위를 했다.)

Oh샘 응. 이렇게 말해도 돼요. 과거형 동사를 사용해서 "I masturbated."(나는 자위를 했다.) How did you feel when you masturbated?(자위할 때 기분은?)

승준 Wow~ 그냥 현타가 오는 거죠. I was excited~.

Oh샘 How often do you masturbate a week?(일주일에 얼마나 자주 하니?)

승준 음…. Almost every day.(거의 매일요.)

자위와 관련된 어휘는 오나니, 수음, 마스터베이션 등이 있다. '자위(自慰)'의 한자어를 풀이하면 '스스로를 위로한다.' 라는 뜻이다. 성적욕망이 극에 달했을 때 스스로 몸과 마음을 위로하는 행위다. 영어로는 마스터베이션(masturbation)이며,

'손으로 오염시킨다.'라는 의미가 있는 라틴어 동사 마스터베리(masturbari)에서 유래했다.

또 하나 오나니즘(onanism)이 있다. '오나니즘'은 성경에 나오는 '오난'이라는 이름에서 왔다. 당시 유목사회에는 레비라트(levirate)라는 혼인 관습이 있었는데, 남편이 일찍 죽으면 그 형제와 결혼하는 풍습이었다. 오난의 형이 일찍 죽자 오난은 형수와 결혼해 아이를 낳아 길러야 했다. 오난은 형수를 통해 자식을 낳아도 자신의 자식이 되지 못할 것을 알았다. 죽은 형을 대신하기 때문에 죽은 형의 자식이지 자기 자식은 아니었던 것이다. 더욱이 재산의 상속자가 자신이 아닌 형의 자식이 될 것이었기에 오난은 잠자리만 같이하고 결정적인 순간에 성기를 빼내 정액을 바닥에 쏟았다. 정액을 아무 쓸모없게 만들어 버린 죄로 신의 노여움을 산 오난은 죽음을 맞이했다. 오난의 행동은 질외사정을 해서 형수를 단순히 자위 기구로 이용했다는 해석도 있다. 여기서 유래한 '오나니즘'은 오늘날의 피임, 산아제한, 가족계획, 자위행위의 뜻으로 사용된다. 남자들이 사용하는 자위기구 중 하나로 오나홀(onahole)도 오나니즘과 홀(구멍)의 합성어가 아닐까.

위로하는 행위부터 분비물이 손에 묻어 오염시키는 것, 혹은 피임이라는 뜻도 가지고 있는 극과 극의 어휘가 '자위'다. 1800년대까지만 해도 자위는 더럽고 추악하고 해서는 안 될 금기사항이었다.

그러다가 20세기 후반부터 의학계에서는 자위행위가 몸과 정신에 유익하다는 의견이 나오기 시작했다. 성심리학의 아버지로 불리는 엘리스는 '자위는 인간의 평범한 행동이다.'라고 말했다. 미국 정신과의사 토마스자스는 '자위란 인류의 기본적인 성활동으로서, 19세기에는 범죄였지만 20세기에는 치료법이다.'라고 말했고, 신경과학자 니콜 커틀러는 자위행위가 심혈관을 건강하게 한다고 했다. '남성의 약 95%와 여성의 89%가 자위행위를 했으며, 어린아이들에게 있어서 자위행위는 자라나는 자신의 몸을 탐험하는 일반적인 과정이다. 대부분의 사람은 성인기에 계속해서 자위행위를 하고 있고, 많은 사람이 평생 그렇게 한다.'라고 했다.

인간이면 스스로를 위로하는 행위, 자위를 한다는 건 지극히 정상적인 일이다. 십 대 청소년이 되면 혈기가 뻗쳐 자위로 몸의 혈기를 풀어준다. 자위는 성욕, 성적쾌감을 느끼기 위해 몸의 반응을 탐색하는 시간이고, 온전한 성적주체임을 인지한다. 아이들이 자위행위를 하는 이유는 호기심이 많고 기분이 좋아지고 진정효과가 있기 때문이다.

오래 전, 유치원에서 영어를 가르칠 때였다. 5살 남자아이가 책상 위에 엎드려 두 손을 성기에 대고 자위를 하고 있었다. 미취학 아동들이 자위를 하는 건 아마도 신체 어디를 만지다가 성기를 만졌을 때 쾌감을 느꼈기 때문이라는 보고도 있다. 아이는 한참을 자위하다가 그 자리에서 그대로 잠이 들었다. 자위는 가르쳐 주지 않아도 한다.

『마이 시크릿 닥터』의 저자이자 산부인과 의사 리사 랭킨은 자위에 대한 긍정적인 영향을 말했다.

"자위행위는 즐거움을 주고, 성적불만을 줄이고, 숙면에 도움이 되고, 불안을 누그러뜨리고 건강에 좋고, 파트너와의 성적관계에도 도움이 된다. 자위행위를 지나치게 하면 둔감해져서 파트너와의 관계에서 오르가슴에 이르기 어려워진다는 주장도 있지만 반대로 자위행위 덕분에 파트너와의 성관계에 더 흥미를 느끼게 되었다는 이들도 있다."

(출처 : 『마이 시크릿 닥터』 114쪽, 리사 랭킨 지음, 전미영 번역, 릿지, 2014년)

하지만 교육부가 제정한 성교육 표준안에서 교육에 임한 교사는 먼저 '야동'이나 '동성애', '자위'라는 단어를 언급해서는 안 된다고 한다. 현실에서 보여주듯 학교 성교육은 인간 성행위의 일종인 자위를 금기시한다. 현장에서 일어나는 자위를 못 본체한다고 자위를 그만두지 않는다. 현실과 동떨어진 교육은 올바른 정보를 제공하지 못한다. 밝고 당당해야 할 자위가 어둡고 죄책감으로 물들게 하는 이유 중 하나다.

재민이 어머니처럼 아들이 자위하는 것을 보고 놀라서 조용히 문을 닫은 건 그나마 다행이다. "저런 더럽고 추잡하고 막돼먹은 것 같으니라고…." 하며 말하는 부모도 있다. 비난을 들은 아들은 자위행위가 줄어들기는커녕 부모 몰래 한다. 여기에서 죄책감을 느끼게 되면 성인이 되어서도 건강한 성생활을 누리기 어렵다. 성을 부정하는 것은 존재 자체를 부정하는 것이다. 왜냐? 우리는 성적존재로 태어났고 성적행위를 하면서 살아가기 때문이다. 성적욕망을 억압할수록 억압된 욕망은 더 세게 튕겨 나온다. 마치 억눌린 스프링이 확 튕겨져 나오는 것과 같다.

야단이나 꾸중을 하지 않고 아이를 있는 그대로 존중해주고 봐주는 것이 필요하다. 만약 이를 더럽다거나 해서는 안 될 행위로 생각해서 꾸짖으면 더 악화된 상황을 가져올 수 있다. 아버지가 아들이 자위한 것을 꾸짖고 때리면서까지 멈추게 했으나 효과가 없었던 것을 보여준 예가 있다. 조선시대 한 양반집 아들이 자위하는 것을 보고 놀란 아버지의 행동이 들어있는 『묵재일기』중 한 내용이다.

— (조카) 위가 (기성의) 눈을 관찰하고서, 밤에 아들 기성이 다시 자위행위를 하였다고 말하였다. 그것을 아들에게 물으니 곧 감추지 못하였다. 지금 그 짓을 다시는 못 하도록 임금하고자, 그 이불

을 덮어주고 그것을 핥으라고 모욕을 주었다. *(1553년 12월 3일)*

— 아들 기성에게 매질을 하였다. *(중략)* 아들이 자위행위를 하였다.
(1553년 12월 7일)

— 아들 기성이 다시 자위행위를 하여 눈이 들어갔다. 크게 꾸짖으
면서 그 더러운 것을 혀로 핥아먹으라고 모욕을 주었다. 개같은
마음을 어찌 고칠 수 있겠는가? *(1553년 12월 8일)*

— 기성이 다시 자위행위를 해서 눈이 들어갔다. 크게 꾸짖으면서
때렸다. 사납게 옷을 벗기고, 너무도 화가 나서, 얼굴과 손에 타
박상과 피가 맺었다. *(1553년 12월 9일)*

(출처 : 『맨 처음 성 인문학』 119-121쪽, 박홍규, 최재욱, 김경천 지음, 푸른들녘, 2016년)

자위를 부정하는 부모의 행동은 아이들에게 죄책감을 느
끼게 하고, 몰래 하도록 만들 뿐이다. 성인이 된 후의 성관계
에까지 영향을 줄 수 있다. 반면에, 현대는 다른 이야기가 펼
쳐진다.

영국드라마 〈오티스의 비밀상담소〉(sex education) 내용
중에 이런 장면이 있다. 아들 오티스가 자위에 눈을 뜨기 시
작하면서 주체할 수 없을 정도가 되었다. 아침에 눈을 뜨기
시작하면서도, 샤워하다가도, 자전거를 타다가도, 달리기하
는데 앞에 있는 여학생이 뛰는 것을 보면서도 성욕이 일어나
곤욕을 치른다. 어느 날 엄마가 아들 오티스를 학교에 자동

차로 데려다 준다. 엄마가 차 밖에 잠깐 나갔는데, 오티스 눈에 들어오는 장면이 있었다. 강아지를 안고 있는 여성의 가슴을 보자 성욕이 일어났다. 오티스는 절제하지 못하고 차 안에서 자위하다가 정액이 자동차 창문으로 솟구쳐 튀면서 주르륵 흘러내렸다.

다음 날 아침, 테라스에서 엄마는 차를 마시면서 신문을 보고 있었다. 아들 오티스가 테라스에 나와 차를 마실 때, 엄마는 신문을 보는 척하면서 아들과 눈을 마주치지 않고 오티스에게 말한다. 참고로 엄마는 성 상담가이다.

"자위는 정상적이고 건강한 행위야, 내 아들이 사춘기에 잘 접어든 것 같아 대견해. 하지만 때와 장소를 잘 가려서 은밀한 행위를 하는 거야, 다른 사람과 같이 타는 차 안이 그런 은밀한 활동을 하기에 최적의 장소인지 물어보고 싶구나. 공공장소에서 성기를 노출하는 건 형사범죄에 해당하는 거야."

아들이 자기 방에서 몰래 자위행위를 하는 것을 봤을 때 가장 올바른 대처법은 못 본 척하는 것이다. 다만 자위에 대한 예절이나 공공장소에서는 하지 말아야 하며, 청결에 대한 부분을 이야기해야 한다.

이재행의 『허공의 손장난』은 자위행위를 묘사한 시다. '절

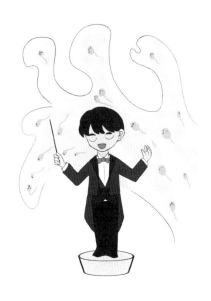

▲ 자위란 나의 몸을 탐구하는 기초이자 나를 사랑하는 과정이다.

정의 흥건한 밤물결 속에 그것은 끈적끈적한 온수가 되어 나의 중심으로 스며든다.'라는 구절이 있다. 이 시는 자위하면서 느꼈을 모든 이들의 마음을 담았다. 인간의 자연스러운 성적욕망을 푸는 자위를 시 한 편으로 묘사했다. 이는 스스로 행동을 객관적으로 보는 철학이 있으며 욕망을 푸는 행동을 품위 있게 승화한 일이다.

　인간이 태어나는 것 자체가 성적욕망의 열매다. 성욕은 자연스러운 일이다. 자위는 자신의 몸을 알아가는 과정이며 탐험하는 일이다. 남에게 피해를 주지 않고 스스로 성적욕망을 해결할 수 있는 것이 자위이다. 불안을 줄여주고 옥시

토신과 엔도르핀을 분비해 숙면에 도움을 준다. 자신을 위로하면서 기쁨을 느끼고 몸으로 사랑하는 법을 배운다. 죄책감 없이 당당하고 건강하게 해야 한다.

문제는 자신의 영혼과 몸이 만나 자신을 스스로 사랑할 때, 어떤 철학과 예의를 갖추고 하느냐이다. 인간으로서 갖추어야 할 예의 말이다. 자기 욕망을 풀어야 사회로 나아갈 수 있다. 욕망을 해결하면서 사회와 문화 속에서 생활하는 힘을 기르는 것, 서로 존중하고 품위를 갖춘 지성인이 되도록 노력하는 것, 사람다운 인품으로 성장하는 것 등등 자위하면서 이런 고민을 하는 일이야말로 성장의 발판이 된다.

욕망을 무조건 덮어두고 억누르면 언젠가는 터진다. 욕망이 인간의 본질인데 억압한다고 없어지는 것은 아니다. 짐승처럼 으르렁거리는 '욕망'을 포효하는 늑대에 비유하기도 한다. 늑대를 철창에 가둔다고 해서 언제까지나 얌전히 잠자고 있지 않는다. 한 번 깨어난 늑대 같은 욕망은 철창을 부러뜨리고 나와 통제할 수 없을 정도로 날뛸 수 있다. 그러기 전에 내 안에 으르렁거리는 늑대 욕망을 반려동물처럼 길들여야 한다. 길든 욕망과 잘 시내려면 욕망을 해결하는 방법에 관해 터득해야 한다. 중요한 건 자연스러운 인간의 욕망을 해결하도록 허용하는 일이다. 이런 고민을 나누고 타자의 성적 욕망을 존중해 주는 가족과 사회의 문화가 필요하다.

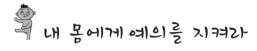# 내 몸에게 예의를 지켜라

수업하러 교실에 들어가니, 몇몇 아이들 얼굴이 빨갛게 달아오르고 키득키득거리며 이상야릇한 웃음을 띠고 있었다. 이때 한 학생이 큰소리로 말했다.

철수 선생님! 진질이가 화장실에서 자신을 위로하는 행위를 했대요.

Oh샘 진질아! 철수가 하는 말이 사실이야?

진질 네, 그게요. 애들이 한 번 해보라고 해서 그냥 하는 걸 보여줬어요.

Oh샘 진질아! 너는 원하지 않는데 애들이 강요해서 한 거야?

진질 아니요. 강요보다는 애들이 장난으로 해보라고 해서 저도 장난으로 그냥 했어요.

Oh샘 네가 하는 걸 보여주는 기분이 어땠어?

진질 음…. 장난으로 하긴 했지만 친구들 앞에서 보여주는 건 좋은 경험은 아닌 것 같아요.

자위란 자신과 자신이 온전히 몸으로 하는 대화다. 즉, 내 몸에 대한 자유다. 남에게 피해를 끼치지 않고 성적인 자유를 맘껏 누리는 행위다. 배고플 때 혼자 밥을 먹을 수 있듯이 자위도 성적으로 흥분되었을 때 문제를 해결하는 매우 정상적인 일이다. 인간에게는 식욕, 성욕, 수면욕이 있다. 배고프면 먹어야 하고, 졸리면 자야 하듯 성적으로 흥분되었을 때 자신과 자신이 만나 몸과 대화를 하는 일이 자위다.

자위할 때도 예절이 필요하다. 소중한 자신의 몸을 남이 보는 공공장소에서 하는 것은 내 몸을 함부로 다루는 일이다. 자위도 품위 있게 해야 하는 일상이다. 누군가와 함께 있을 때 하는 것은 더더욱 예의가 아니다. 사적인 공간에서 혼자 해야 하는 일이다. 손을 씻고 청결하게 말이다. 화장지보다 수건을 사용하는 것이 더 좋다고 말하는 학생들도 있다.

그렇다면 자위는 어떻게 해야 할까? 문을 잠그고 좋아하는 음악을 틀고 시간을 충분히 들여 자기 몸을 어루만져서 기분이 좋은 곳이 어디인지 찾아내고, 그 느낌에 빠져본다. 오일이나 바디로션을 몸에 바른다. 손이나 팔, 다리, 엉덩이, 성기에 천천히 발라준다. 천천히 안쪽으로 들어가 귀두나 음핵의 끝부분을 만지거나 고환이나 음경, 항문을 만져도 느낌이 좋을 수 있다.

처음에는 한 손을 사용하다가 흥분이 되면 두 손을 사용하며 엉덩이나 골반을 움직여 실제로 성관계를 할 때와 비슷한 움직임으로 익숙해질 수 있다. 흥분된 부위를 자극하면 음부신경이 성적인 감각을 척수로 전달하고, 척수는 다시 그

것을 뇌로 전달해 뇌가 그 자극을 쾌락으로 해석한다. 이 쾌락신호는 척수를 타고 내려와 음부신경을 통해 그 감각이 시작된 지점으로 돌아간다.

자위할 때는 야동을 끄고 조용한 방에서 상상하면서 하는 것이 중요하다. 야동을 켜놓고 하면, 야동을 볼 때마다 할 가능성이 있다. 시각은 눈을 피로하게 하며 상상력을 자극하지 못한다. 실제로 성관계를 할 때는 야동에서 보여주는 것과 많이 다르다. 눈을 감고 맘껏 즐거운 상상을 하면서 자신을 위로할 때 뇌에서 상상의 공간이 펼쳐진다.

자위할 때 가장 중요한 것은 내 느낌이다. 누군가가 내 느낌과 상관없이 내 몸을 마음대로 만지거나 보려고 하는 것은 잘못된 일이다. 마찬가지로 나의 행동이 상대방에게 수치심을 줄 수 있다. 그래서 함부로 다른 사람의 몸을 만지거나 보려고 하는 것은 무례이며, 폭력이란 걸 알아야 한다.

진질이가 친구들 보는 앞에서 자위를 보여주는 건 나를 함부로 대하고 무시하는 일이다. 장난으로라도 친구에게 자위를 해보라고 강요하는 것도 성폭력이다.

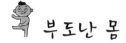 부도난 몸

잠을 자는 남수의 꿈에 낮에 보았던 여자가 나타난다. 지나가는 여자가 남수에게 다가와 입술로 덮치더니 그녀의 혀를 남수 입안에 들이민다. 얼떨결에 그녀와 나눈 깊은 키스로 남수의 심장이 쿵쾅쿵쾅 북소리를 내기 시작한다. 숨결은 거칠어지고 그녀의 손이 남수의 가슴을 더듬는다. 그러자 남수의 자지가 성난 황소처럼 뜨거워지며 불덩이를 품고 있는 무언가가 씩씩거리면서 거칠게 하얀 액체를 내뿜는다. 오줌은 아닌데 끈적거리며 요플레 같은 것이 팬티에 젖어 있다. 바로 몽정의 시작이다.

몽정을 시작했다는 것은 본격적으로 남성의 대표적인 호르몬인 테스토스테론이 증가하기 시작했다는 신호이다. 하지만 요즘 몽정을 경험한 적이 없는 학생들이 있다.

한결 몽정을 못하면 사춘기가 아닌가요?

종호 야동을 보면서 DDR(딸딸이의 영어식 표현으로 자위를 말한다.)을 많이 치니까 못하지.

홍기 DDR 많이 치면 몽정 못 하나요?

Oh샘 아직 몽정을 할 때가 안 되었거나 몽정으로 갈 정액이 DDR로 흘러 보냈던가 둘 중에 하나겠지.

남자의 정액이 흘러나오는 것은 세 가지가 있다. 몽정, 사정, 유정이다. 몽정은 자면서 정액이 차올라 저절로 흘러나오는 것이다. 유정은 배에 약간 힘이 들어가도 흘러나오는 것이다. 사정은 정액을 일부러 쏟아내는 것이다. 아마도 질문한 학생이 몽정을 못 하는 이유는 정액이 차고 넘치기 전에 자위로 이미 다 쏟아냈거나 몸이 덜 자랐거나 둘 중에 하나일 거다. 『동의보감』에는 귀하고 보배로운 정액을 어떻게 써야 하는지를 말해주고 있다.

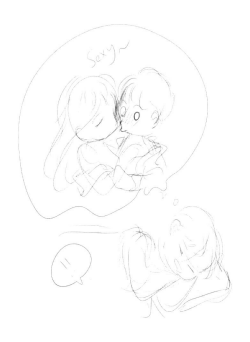

▲ 몽정을 시작했다는 것은 건강하다는 신호다.

"신장의 정(精)은 뼛속에 스며들고 위로 올라가서는 뇌수를 보호하고 더해주며, 아래로 내려가서는 성기로 들어간다. 그런데 음양이 고르지 못하게 되면, **진액이 넘쳐 나서 성기에서 흘러내리게 된다.** 이것이 지나치면 허해지고, 허해지면 허리와 등이 아프며 다리가 시큰거린다고 했다.

수(髓)란 것은 뼈 속에 있는 것이다. 이것은 뇌에 몰려 있다. 따라서 뇌는 수해, 즉 뇌수(腦髓)가 되는데 뇌수가 부족하면 머리가 빙빙 도는 것 같고 귀에서 소리가 나며, 다리가 시큰거리고 눈앞이 어질어질한 증상이 나타난다." _내경편 정(精)

옛 선현들이 경험상으로 정을 무리하게 사용하면 어떻게 되는지 말해주고 있다. '진액이 넘쳐 나서 성기에서 흘러내리게 된다.'라는 것은 고환에 정액이 차서 흘러넘치는 몽정이다. 그러나 요즘의 사춘기 남자아이들은 몽정을 거의 하지 않는다고 한다. 몽정을 하려면 진액이 차고 넘치도록 놔두어야 하는데 그때까지 기다리지 못한다. 왜? 야동을 보면서 자위로 진액을 다 쏟아내기 때문이다.

기진   선생님. 맥진이는 고추가 너무 많이 아프대요.

Oh샘   왜?

맥진   (쑥스러워하면서) 너무 많이 하면 아픈가요?

Oh샘   뭐?

맥진   연속적으로 5번이나 했는데요. 거기가 아팠어요.

Oh샘   어떻게 아픈데?

맥진   욱신욱신 쑤시고 고추가 아팠어요.

Oh샘   매번 할 때마다 정액이 안 나올 텐데.

맥진   처음에는 끈적끈적 나오다가 갈수록 묽어지고 살짝 물처럼 나왔어요.

기진   저는요~. 연속 많이 하니까 고추가 오줌 눌 때도 따갑고 씻을 때도 얼얼해요.

Oh샘   그건 자신을 사랑하는 행위가 아니라 소중한 고추를 학대하는 거야.

기진   자위를 많이 하면 키가 정말 안 커요? 어떤 책에 그렇게 나온 것을 봤거든요.

맥진   음~~. 네 키가 안 크는 이유가 그런 데 있었구먼.

기진   자위행위가 지나친지 아닌지는 어떻게 알아요? 일주일에 몇 번이면 적당해요?

 자위행위가 과한지 과하지 않은지는 개인마다 차이가 있다. 과도한 자위 때문에 학교나 직장 생활이 어렵다거나 인간관계가 원만하지 못하다면 위험한 상황에 처한 것이니 그 행위를 줄여야 한다. 기진이, 맥진이처럼 성기가 시리고 아플 정도로 1시간에 연속해서 5번씩 하는 것은 과하다. 무리

한 자위행위는 키를 안 크게 할 수도 있다. 성장호르몬과 성 호르몬의 균형이 깨져서 성장판이 일찍 닫히는 결과를 가져 올 수 있기 때문이다.

정자를 만드는 정소는 차가워야 한다. 그래서 몸 밖 양쪽 성기 사이에 있다. 그런데 자위행위를 많이 하면 이 정소가 있는 고환이 열을 받는다. 열을 받으면 정자가 잘 만들어지 지 않는다. 정소는 정자가 사는 집이다. 많은 자위행위는 집 에서 편안하게 잘 쉬고 있는 정자들을 내쫓는 일이다.

기진   정액은 늘 날마다 나오는데, 뭐가 쓸 게 없다는 말씀이신가요?

Oh샘   동의보감에 이런 말이 나오지. '양기를 굳건히 하고 헛되이 쓰지 않으면 생생한 기운이 든든해져서 오래 살게 된다.'라고.

맥진   오래 사는 것보다 그냥 막~~ 하고 싶은 대로 하다가 죽으면 되 지 않나요?

Oh샘   그래! 죽어도 건강하게 살다가 죽어야 덜 괴롭겠지. 기진, 맥진이 처럼 너무 많이 하면 자지가 얼얼하고 아파서 잘 걸어다니는 것도 힘들어. 정액을 지나치게 많이 쓰면 뇌나 뼈로 갈 신장의 정을 버 리는 거야. 그러니 뼈를 부실하게 하고, 총명한 머리를 만들지 못 해. 부실한 뼈는 건강한 몸을 만들지 못해서 결국은 면역력이 약해 지게 돼. 조금만 무리하면 피곤하고 집중하지 못해. 늘 골골거리고 병을 달고 다녀.

기진   많이 하면 그렇게 피곤하고 힘든가요?

정자를 내쫓는 게 그렇게 큰일인가? 정자는 계속 만들어지는데 뭐 중요한가? 모르는 소리 마라. 정자도 중요한 일을 한다.

"남자의 정소에서 만들어진 정자의 핵심적인 특징은 '기동성'이다. 수억 마리 가운데 무조건 빨리 달린 녀석 한 마리만 남고 나머지는 모두 죽는다(물론 자위에서는 예외 없이 다 죽는다.). 재미있게도 정자는 자신의 고향인 정소에 바로 연결된 총길이 6미터짜리 부정소라는 관을 20일 정도에 걸쳐 통과하면서 스피드를 얻는다(사실 임신 능력도 20일의 '수련기관' 동안 획득된다.). (중략) 우리는 흔히 사정을 통해 배출되는 정액의 대부분이 정자라고 알고 있다. 사실은 그렇지 않다. 점액, 과당(정자가 이용하는 에너지의 대부분을 공급함), 응고효소, 아스코르브산, 프로스타글라딘 등이 정자에게 힘을 주고, 헤엄칠 액체를 제공하여 여자의 몸을 지키기 위해 발달한 자궁의 무시무시한 멸균 시스템을 무사히 통과하도록 보호해준다."

(출처 : 『나는 남자다』, 112-113쪽, KBS 생로병사의 비밀 제작진 지음, 랜덤하우스코리아, 2011년)

정액은 내 몸의 하얀 피다. 피가 계속 만들어진다고 계속 쏟아버리면 사람은 죽는다. 『동의보감』에 '40세 전에 성생활이 너무 지나치면 40세가 지나서 갑자기 기력이 쇠약해지는 것을 느끼게 된다.'라고 했다. 골골대고 아픈데 어떻게 말년이 좋을까? 젊어서 기운이 좋다고 정을 마구 써버리면, 정작 에너지를 집중해야 할 때 사용할 수 없다. 정자가 계속 만들어진다고 정액을 다 쏟아버리면 나중에 내 아이를 만들 재료도 없어질 수 있다.

남자들이 자랑스러워하는 호르몬인 테스토스테론은 얼마나 만들어질까? 놀랍게도 테스토스테론은 평생에 찻숟가락의 단 한 스푼밖에 나오지 않는다. 과도한 자위는 테스토스테론을 계속 분비시킨다. 쉬지 않고 공장을 계속 돌리면 기계가 과열되어 망가진다. 결국에는 보통 사람의 양보다 훨씬 낮아진다. 호르몬은 무한대로 만들어지는 게 아니다. 남성 호르몬의 균형이 깨지면 다른 호르몬들도 망가지는 도미노 현상이 일어난다.

자위를 하는 이유는 오르가슴을 느끼고 싶어 하기 때문이다. 이 과정에서 혈액 순환이 급격하게 빨라져 심장이 평소보다 빨리 뛰며 모든 근육과 혈관이 긴장된다. 뇌도 강한 자극을 받아 에너지를 많이 사용하게 된다. 아이러니하게도 자위는 일종의 스트레스 원인이 되어 몸에 부담을 준다.

몸이 스트레스를 받는 횟수가 잦아지면 피곤해지고 뇌는

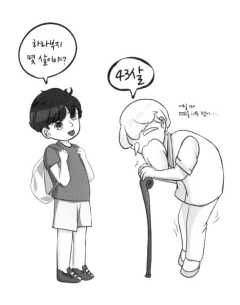

▲ 정력을 낭비하면 금방 늙어~!

에너지를 소모해 집중력이 약해진다. 이럴 때 신장의 정(精)이 무리하게 사용되면 오장육부가 힘들다. 간담이 부실해서 결단력도 없어지고 눈이 어지러워지고 광채가 사라진다. 폐로 가야 할 정이 부족하면 살이 빠지고 호흡이 거칠어지며, 차분한 마음을 갖기 어렵고 자꾸 불안하다. 신장의 정을 자꾸 아래로만 쏟고 위로 가야 할 정이 부족하면 뇌에 물이 마른다. 결국 총명함이 사라지고 허황한 생각만 가득하고 망상이 생긴다. 몸과 생각이 따로 논다. 자세한 건 내가 집필한『몸여인』에 나왔으니 이 결과가 궁금하다면 찾아보길 바란다. 또한 과격하고 거친 자위행위로 요도나 음경에 상처를 입거나 음경 안의 혈관이 다치는 일도 있다고 한다. 그러니 시도 때도 없이 손 운동 하는 친구들은 호르몬의 불균형으로 나타나는 결과도 예측할 수 있다.

기진, 맥진 그러면 하지 말라고요?

Oh샘 하지 말란다고 해서 안 해? 금지욕망의 심리라고, 하지 말라고 하면 더 하고 싶지? 공부하라고 하면 안 하고 싶고. 게임 하지 말라 하면 더 하고 싶고. 야동 보지 말라고 하면 더 보고 싶잖아. 알고 하는 것과 모르고 하는 것은 차이가 있잖아. 하지 말고 무조건 아끼라는 게 아니라, 이게 얼마나 중요하고 귀한 건지 알라고.

예를 들어, 약간의 배고픔은 괜찮지만, 너무 많이 먹어서 배부른 것은 고통일 수 있다. 마찬가지로 위의 상태에 따라 배고픔이나 배부름이 다르듯이, 몸의 상태에 따라 자위의 행위는 개인마다 차이가 있다. 과한 자위행위를 어떻게 측정하고 알 수 있느냐고? 자위가 일상생활에 활력을 주고 긴장감을 해소하고 즐겁다면 괜찮다. 하지만 사위 때문에 수입에 집중하지 못하고 일상생활이 어려울 만큼 몸이 힘들다면 과한 것이 아닐까?

3교시

너의 신음소리가 들려

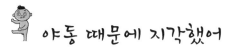 ## 야동 때문에 지각했어

유찬   선생님! 동훈이는요. 어제도 야동 보느라고 새벽 2시 넘어서 잤대요.

Oh샘   왜, 야동을 봐야 잠이 드는데?

동훈   대리 만족이라고 할 수 있잖아요.

유찬   그니까요. 안 보고 잘 수가 없어요.

    남중생은 2차 성징을 맞이하면서 성에 대해 눈을 뜨기 시작한다. 그 목적으로 야동(야한 동영상), 야겜(야한 게임), 야애니(야한 애니메이션)를 제일 먼저 접한다. 영어로 야동을 '포르노그라피'(pornography)라고 하는데 줄여서 보통 포르노(porno)라고 말한다. 포르노그라피란 인간의 성적행위를 사실적으로 묘사한 것을 말하는데 문학, 영화, 사진, 그림 등의 형태로 표현된다. 어원은 고대 그리스어인 포르노그래포스(pornographos)로 '창녀에 관하여 쓰인 것'을 뜻한다.

    야동은 연기라는 것을 알아야 한다. 포르노 연기를 하는 여배우와 남배우는 많은 스태프 앞에서 실오라기 하나 걸치지 않고 성행위를 한다. 만약 여러분이 많은 사람이 보는 앞에서 성행위를 한다고 상상해보라. 얼마나 끔찍한 일인가?

성민   그래도 선생님. 포르노 배우들은 쉽게 돈 벌려고 그런 것 하는

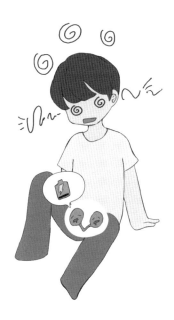

▲'과유불급'이라고 지나치면 부족한 것만 못하니
적당히(?) 아름답게 자신을 사랑해야 한다.

거잖아요.

Oh샘   포르노 배우들이 하고 싶어서 한다면 다행이지. 그런데 빚 때문에 어떤 식으로든 끌려가서 당하는 사람들이 더 많을 수가 있어. 강제로 포르노를 찍힌 일반인이 이런 말을 하기도 했어. "1주일 후면 강제로 찍은 포르노 영상이 편의점에서 팔리는데 저는 아무것도 할 수가 없어요. 죽고 싶어요."

포르노 배우들은 제정신으로 연기를 할 수 없어 마약을

먹거나 정신과 치료를 받기도 한다. 그들은 생계를 위해 단지 그런 일을 했을 뿐이다. 그래서 포르노와 마약은 함께 발전한다. 또한 남배우들은 발기가 되지 않아 약을 뿌려가면서 과도한 과장으로, 여성은 진짜 흥분 상태가 아닌 연기를 위해 소리를 지른다.

어떤 포르노 배우들은 빚 때문에 어쩔 수 없이 이 일을 한다고도 말한다. 자살 충동을 많이 느끼고 우울증에 시달리며 많은 사람 앞에서 포르노 연기를 해서 사람 만나기도 꺼린다. 사람들이 자신을 두고 뒤에서 수군거리는 환청이 들린다고 한다. 그래서 자살로 생을 마감한 배우들도 있다.

포르노 배우들은 서로 사랑해서 성행위를 하는 것이 아니라, 환히 비치는 조명과 카메라 앞에서 사람들의 환상을 위해 마약을 먹고 연기한다.

정민 　그럼 샘, 야동은 아예 보면 안 되는 거예요?

Oh샘 　야동도 선택해서 봐야지. 예를 들어서, 유쾌하고 즐거운 만화 야동은 행복함을 주지만, 여자를 때리고 가학적인 폭력성이나 동물과 성관계하는 야동을 보면 몸과 정신이 혼란스럽고 보고 나서 기분이 더럽고 괴롭잖아.

　너희들 경험했잖아. 어떤 종류의 야동을 보느냐에 따라 성에 관한 생각이나 시선이 많이 달라진다는 것을.

    사회학 연구가 최태섭 작가는 『한국 남자』에서 '포르노를 통해 성을 접한 것이 불법촬영을 만들고 유포하는 것에 기여했다.'라고 말한다. 영상에 묻은 마약 때문에 계속 보게 되고, 자주 볼수록 나쁜 포르노 산업은 발전할 수밖에 없다. 수요가 있어 공급이 따르는 것이 시장의 법칙이니까.

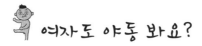 # 여자도 야동 봐요?

중학교 1학년 교실, 아이들이 영어 모음을 잘 구별하지 못하는 것 같아 아에이오우(a, e, i, o, u)의 알파벳으로 얼굴을 그렸다. 반모음 w, y는 두 귀로 표시했다. 알파벳으로 얼굴을 그릴 수 있다니 아이들은 재미있는 표정을 짓는다.

얼굴에 구멍이 몇 개인지 손으로 집어가면서 세어보기까지 했다. 두 개의 눈, 두 개의 콧구멍, 입, 두 귀를 가리키며 7개의 구멍이 얼굴에 있다고 했다. 그러던 중에 한 학생이 『몸여인』에서 읽었는데 "남자는 9개의 구멍이, 여자는 남자보다 하나가 더 많은 10개라고 하던데요."라면서 여자의 몸이 남자의 몸과 어떻게 다른지 질문했다.

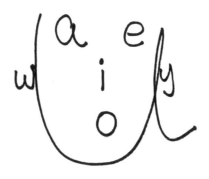

▲ 영어 모음으로 얼굴을 그리다.

Oh샘 남자는 몽정이나 손 운동할 때 정액이 나오는 구멍하고 오줌이 나오는 길이 같잖아. 그러나 여자는 생리도 하고 아기가 나오는 길이 하나 더 있는 거야. 오줌길과 똥길 사이에 하나 더 있단다. 그것을 질이라고 해.

단호 여자도 남자처럼 오줌 나오는 길로 생리도 하고 아기가 나오지 않나요?

Oh샘 헐~~~. 여자를 사귀고 싶으면 여자의 몸을 공부해야 하는 거야. 책을 읽고 모르면 물어보도록 해. 세계 인류의 반이 여성이야. 가까운 곳에 엄마나 누나, 여동생이 여자인데, 함께 살려면 여자를 알아야지.

준희 여자도 자위를 하나요?

Oh샘 여자는 왜 자위를 안 할 거라고 생각해?

유준 그거야. 여자는 음… 그러게요? 그러면 여자도 야동을 보나요?

Oh샘 당연히 보지. 근데 야동보다는 상상력을 자극하는 야설, 로맨스 드라마나 멜로 영화를 주로 보더라.

승민 그런데 클리토리스가 뭐에요?

Oh샘 너희들 흥분하면 어디가 서?

태호 그곳이요.

Oh샘 여자가 흥분하면 클리토리스가 부풀어 올라. 이걸 음핵, 공알이라고 해.

여성 외음부에 있는 음핵을 영어로 클리토리스(clitoris)라고 부른다. 클리토리스의 어원은 그리스로마 신화에 나오는 제우스와 관련이 있다.

옛날 옛적에 아주 작은 개미가 살았다. 작은 개미왕국을 다스리는 왕은 클리토리스라는 아름다운 딸이 있었다. 올림포스를 다스리는 하늘의 신이자 모든 남성의 표상인 제우스가 클리토리스를 사모했다. 제우스는 마음에 드는 여자가 있으면 수단과 방법을 가리지 않고 연애를 했다. 클리토리스는 무척이나 아름답지만 아주 작았다. 제우스는 클리토리스처럼 아주 작은 개미로 변신하여 그녀와 사랑을 나누었다.

클리토리스는 몸집이 작은 개미 인간에서 유래한다. 그리스어가 어원인 '클레이토'는 문을 여는 '열쇠'를 뜻한다. 그래서 여성의 소중한 몸의 '문'을 여는 뜻으로 오늘날 음핵을 '클리토리스'라고 부르게 되었다.

철홍　그런데 동물들은 어떻게 성교육을 배워요?

Oh샘　음. 그건 배워서 하는 것이 아니라 동물의 본능이란다. 동물들은 발정기가 있어서 짝짓기를 하지. <동물의 왕국> 프로그램을 보면 동물들이 학교에 가서 성교육을 받는 것 봤니? 그냥 본능으로 사는 것이 동물이야. 인간이 동물과 다른 것은 뭘까?

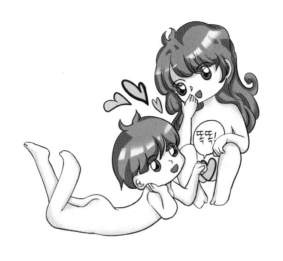

▲ 클리토리스는 소중한 여성의 몸을 여는 '참깨'라는 의미이다.

태훈　음. 사람은 발정기 아닐 때도 하는 거요.

　　태훈이의 이야기를 듣고 모두가 책상을 두드리며 킥킥거렸다. 드디어 말문이 터지기 시작했는지 온 교실이 웅성웅성했다. 잠깐 진정을 시켜야 했다.

Oh샘　맞아. 동물은 발정기가 정해져 있지만, 인간은 평생 성욕이 있어. 차이점이라면 때와 장소에 따라 성욕을 절제할 수 있다는 거야.

남학생들만 다니는 학교여서 여학생에 관한 환상이 남녀공학보다 훨씬 높다. 남자들만 있어서 불만이라고 말한다.

— 고추밭에서 자라는 우리는 불쌍해요. 여학생들을 못 만나잖아요. 고추밭~ 고추밭~ 고추밭~ ♪

동물이 가진 본능은 인간도 갖고 있다. 동물들은 발정기가 되면 아무 데서나 누가 보든 말든 짝짓기를 하지만, 사람은 때와 장소를 가린다. 동물들은 발정기 외에는 짝짓기를 하지 않는다. 물론 몇몇 침팬지 종류를 제외하고서는 말이다.

그러나 인간은 언제 어느 때고 시간과 관계없이 섹스를 할 수 있다는 것이 가장 큰 특징이다. 인간이 동물과 다른 점은 사회생활을 하고 타자의 시선을 의식하는 일이다. 타자의 시선이란 공적인 장소에서 해야 할 행동과 하지 말아야 할 행동을 구분할 줄 아는 능력이다. 성은 개인적인 것이고 개인의 성은 당연히 존중받아야 한다.

남자들이 혈기가 뻗쳐 자위를 하듯이 여자도 호르몬의 작용으로 성욕이 올라오면 자위를 한다. 그러나 남자아이들처럼 교실에서 대놓고 손동작을 보여주면서 자신의 자위 행동을 노출하지 않는다. 여자는 자위를 대놓고 친구들끼리 말하지 않는 경향이 있다. 사회문화적으로 성이 남자에게 더 관대하고 여자에게는 억압적이기 때문이다. 여자를 둘러싼 문화와 훈육 방식으로 성이 여자에게 억압적으로 다가왔다. 특히 임신에 대한 두려움과 사회적인 시선 때문에 드러내놓고 자위에 대해 자유롭게 말하는 게 허용되지 않았던 문화니까 더 그렇다.

호경　　야동을 보면 성에 더 적극적인 여자들이 많던데요.

성현　　맞아요. 여자들도 야동을 보고 성욕을 느끼는 것도 많아요. 야동을 보면 여자들이 남자들에게 더 적극적으로 들이대요.

성욕은 전반적인 성적행위를 원하고 그것을 충족하고자 하는 욕구이며, 성적끌림은 특정한 타인에게 성적인 접촉을 하고 싶은 감정이다. 남학생과 마찬가지로 십 대 사춘기 여자도 성에 일찍 눈을 뜬다.

『동의보감』에도 여자 14세에 월경을 하고 남자 16세에 정기가 넘친다고 했다. 여자가 남자보다 더 일찍 성숙한다고 볼 수 있다. 위 남학생이 질문한 것처럼 여자도 성욕이 있다는 사실 자체를 모르는 일도 있다. 이는 여자에 대한 무지이고 무식이다. 여자를 사귀고 싶으면 포르노로 배울 것이 아니라 책을 보고 배우면서 엄마나 누나 혹은 주위의 여자에게 질문을 해야 한다.

여성은 생리주기에 따라서 성욕의 크기가 달라진다. 보통 배란기나 생리 전후에 성욕이 증가한다. 그래서 생리 전쯤에 '야한 게 땡긴다.'라는 생각을 한다. 여자의 성욕은 사회적인 편견과 임신이라는 위험한 장애물이 있으므로 어지간해서는 드러내지 않는 편이다. 게다가 여자들 스스로가 순결이나 정절에 대한 강박관념으로 성에 대해 삼가야 한다는 식의 교육을 받는다.

남자보다 여자가 사회적으로 성욕을 죄악시하거나 억누르는 경우도 많다. 설령 본인이 이런 강박관념이 없어도 성적인 이야기를 민망해하거나 꺼리는 경우가 많다. 남자는 성적인 이야기를 하면 괜찮고 마초 같은 사람으로 불린다. 반면에 여자가 성적인 이야기를 하면 '싸 보인다.', '정숙하지 못하다.', '공부도 안 하는 것이 그런 거나 밝힌다.'와 같이 경멸한다.

남성 위주의 사회에서 오랜 세월 동안 쌓여온 사회편견의 탓으로 여자의 성욕은 상대적으로 무시되거나 과소평가 되고 억제 당했다. 여자의 성욕은 제약을 넘어서 억압되었다. 여자는 욕망의 주체가 아니라 남자를 위한 욕망의 대상으로 비쳤다.

"그만큼 우리사회는 남성 위주의 사회로 되어 있다. 남자의 성적욕망은 사회에서 인정해 주며 자연스럽다. 청소년기 남자는 자위를 하고 야동을 보는 것은 너무 당연한 일로 여긴다. 오히려 그렇게 하지 않는 남자 청소년이 주위의 타박을 받을 정도로 남자의 성적욕망은 당연한 것을 넘어 '분출해야 하는 것'으로 여겨진다."

(출처 : 2018.05.29.일자, 〈페미니스트 저널 일다〉 선물)

남성의 자위방법은 쉽게 찾아볼 수 있을뿐더러, 아주 친절히 안내한다. 감염될 수 있으니 손을 씻고 해라, 엄마는 고급티슈를 준비해야 한다, 피부 표면이 벗겨질 수 있으니 젤 바르는 것도 잊지 마라, 나중에 삽입섹스를 할 때 느낌이 없을 수 있으니 너무 세게 성기를 잡지 말라는 등 먼 훗날의 일까지 조언한다.

남자가 여자를 성폭행 했을 때, 이런 말을 하는 사람들이 있다. '여자가 치마를 짧게 입었으니까!', '여자가 끼를 부렸으니 그랬지!', '밤늦게 혼자 돌아다니니까 그런 일이 일어나지.'라는 등 심지어 피해자를 비난한다.

어쩌다 사춘기 엄마·아빠가 된 부모도 제대로 된 성교육을 받지 못했다. 학교에서 받은 성교육이라는 것이 여학생에게는 '짧은 치마나 옷이 훤히 비치는 옷을 입으면 안 되며, 밤길이나 남자를 조심해라.'였다. 남학생에게는 여자와 '단둘이 같이 있지 말라.'라는 정도였다. 성은 임신과 출산으로 이어지며, 원치 않는 임신은 인생을 망칠 수 있다고 배웠다. 원치 않는 임신은 낙태로 이어지며 낙태비디오를 보며 성은 무서움과 공포였다.

이런 잘못된 성교육을 받은 부모세대가 자녀에게 어떻게 성교육을 할 수 있을까? 대부분 부모는 아들에게 교육하고 싶어도 제대로 아는 게 없어 교육을 할 수가 없다. 부모가 자녀에게 성교육을 해주기에는 한계가 있다. 부모도 다시 성교육을 받아야 한다. 부모가 올바른 성지식을 갖고 있는 상태에서 자녀를 교육해야 한다. 그래야 자녀가 성은 음란하고 무서운 것이 아니라, 몸의 일부라고 받아들일 것이다.

남자는 가해자, 여자는 피해자라는 이분법적인 편견은 남자와 여자 모두에게 이익이 없다. 남자와 여자의 차이만 있을 뿐 차별을 해서는 안 된다. 남자와 여자가 아닌 한 인간으로서 성적인 욕망을 느끼는 것은 자연스럽다고 인정하는 것이 성숙한 사회로 나가는 길이다.

야동이 나를 불러요

동규   샘, 왜 야동을 보면서 자위하면 안 좋아요?

Oh샘   모니터랑 섹스를 할 수는 없잖아.

보면 만지고 싶고 만지면 하고 싶은 게 인간의 심리다. '잠깐 보는 건데 뭐 어때?'라고 생각할 수 있다. 하지만 그 잠깐이 하루, 이틀로 쌓이고 자신도 모르게 통제가 안 된다. 매일 보는 것으로 시간을 보내기도 한다. 야동 없이는 잠 못 드는 아이들, 중독의 시작이다.

중독이란 그것 없이는 생활할 수 없는 수준을 말한다. 포르노를 지나치게 많이 보면 중독현상이 나타난다. 예를 들면 매일 밤 포르노 없이는 잠들 수 없고, 어떻게든 정액을 배출해야만 잠이 든다. 눈을 감으면 화면이 눈앞에 아른거린다. 크게 궁금하지도 않은데 습관적으로 사이트에 들어가고 동영상을 튼다. 실제로 성관계를 할 때의 현실은 포르노와 다르다. 결혼하고 나서도 야동에서 벗어나지 못하는 어른이 많은 이유는 포르노에 중독됐기 때문이다.

내가 가르친 남학생들의 경우 비공식적인 경로를 통해 성 지식을 많이 학습하지만, 그 양적 풍부함보다 성 가치관이

심하게 왜곡되어 있었다. 특히 남학생들이 '야동'을 통해 성 지식을 배운다는 것은 그 자체로 위험하다. 연애는 드라마나 영화로 배우고, 성은 포르노로 배운다. 잘못된 성 지식을 당연하게 받아들인다.

　포르노의 소비자는 주로 남자들이다. 남성 중심으로 되어있는 포르노는 여성에게 주로 폭력적이다. 보는 것이 믿는 것이다. 그런 내용을 매일 밤 보면 '남자가 여자에게 저렇게 행동해도 되는구나.'라고 습득이 된다. 폭력적인 포르노를 주로 보는 아이들은 친구들 간에 혹은 이성 간의 관계에서도 폭력적으로 행동하는 성향이 있다.

야동이 지루하지만 끊을 수 없어요

Oh샘 야동 말고 다른 매체를 보는 것이 있나?

학생들 야겜(야한 게임)이요. 야애니(야한 애니메이션) 같은 거요.

학생 습관적으로 야동을 보는데요, 이제는 흥분이나 감흥이 없고 보다가 그냥 잠들 때가 많아요.

진구 선생님. 제가 막 땡길 때 자위를 해요. 손운동을 막 하다가 절정에 달해서 사정하기 직전에 멈춰요. 그리고 폰으로 야동을 뒤져서 봐요. 그것을 보며 막 손으로 자위를 해요. 그러다 또 절정에 다다르면 잠깐 멈추고 다시 야한 사진을 봐요. 그러기를 5번을 해요. 사정을 하고 현타가 와요. 제가 봤던 야동이 구역질이 나고 제가 더러워지면서 '내가 왜 이런 것을 보고 이런 짓을 하나?'라는 회의가 들어요.

　뇌 과학적으로 보면, 남자아이들이 성기를 자극하면 남자 뇌의 보상센터(reward center)는 엄청난 쾌락을 느끼기 때문에 남자 아이가 그 욕구에 저항하기는 불가능하다고 한다.

　인간이 느끼는 쾌감은 시간과 횟수가 더해심에 따라 몸이 어느새 적응하게 된다. 이런 현상을 '쾌락적응'이라고 한다. 그런 쾌락을 얻기 위해 더 강하고 센 것을 원한다.

　끊임없이 쾌락을 추구하는 상태, 즉 다람쥐가 쳇바퀴를 도는 모습을 비유한 '쾌락의 쳇바퀴(hedonic treadmill)' 상태가 되는 것이다. 쾌락의 쳇바퀴를 끊임없이 돌게 되는 이유는 쾌락적응(hedonic adaption) 때문이다.

예를 들어, 야한 그림이나 동영상만 봐도 흥분되던 몸이 이제는 그것에 너무 익숙해져서 더 이상 흥분을 못하게 되는 것이다. 쾌락적응에 길들여졌기 때문이다. 처음 포르노를 봤을 때 흥분했는데, 이제는 포르노를 봐도 전혀 흥분도 안 되고 재미가 없다는 친구들이 있다. 몸으로만 느끼는 쾌락은 한계가 있다.

Oh샘 공부를 열심히 하고 성취감을 느꼈던 적이 있지 않나?

희준 있어요. 몸의 쾌락은 잠시뿐인데 공부를 해서 성적이 올라가는 것은 오래가더라고요.

재선 저도 그래요. 수업시간에 영어문장을 암기하고 말하기 테스트에 통과하고 나면 제가 자랑스러워요. '오늘 한 건 했다.'라는 성취감도 생기고요.

Oh샘 영어시간에 문장을 암기 잘 못 하는 친구에게 도움을 줄 때 기분은 어땠어?

세민 선생님의 마음을 조금은 알겠더라고요. 그렇게 설명해도 잘 못 알아듣고 속이 터지지만, 그래도 성호가 조금씩 나아지는 것을 보고 기뻤어요. 제 도움으로 친구가 나아지니까요. 하지만 성호도 제가 못 푸는 수학문제를 도와줄 때가 있어서 저도 도움 받고 그래요.

몸으로만 느끼는 쾌락은 시간이 지나면 어느새 시들해지고 열정도 사그라진다. 몸으로 느끼던 쾌락을 마음과 정신적인 쾌락으로 옮겨야 한다. 자기가 뭘 할 때 즐겁고 행복한가를 알아야 한다. 그러다 보면 몰입하는 자신을 대견하게 생각하고 뿌듯해 할 때, 몸으로만 느끼는 쾌락을 능가한다.

예를 들어, 그렇게 풀어도 안 풀렸던 수학문제가 풀렸을 때의 쾌감, 축구경기에서 어렵게만 느껴지던 골을 골키퍼를 제치고 넣었을 때의 짜릿함, 농구 골대에 슛이 잘 들어갔을 때와 같은 기쁨, 자기가 만든 작품을 보면서 느끼는 성취감, 베이커리 시간에 만든 케이크를 좋아하는 사람에게 보여줄 때의 떨림과 즐거움 등등 이 모든 게 마음과 정신의 쾌락이다.

이와 같이 좋아하는 일들에 집중하면 자위와 성욕에만 집착하지 않고, 몸과 마음의 쾌락을 균형 있게 조절해갈 수 있다. 정신적인 쾌락을 주장했던 에피쿠로스는 '육체는 항상 무한한 쾌락을 요구하지만, 지성은 뒤따를 불편을 고려하여 욕망을 제한한다.'라고 했다.

4교시

이래야 보지

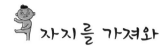 자지를 가져와

중학교 3학년 교실, 영어 리딩을 하고 있었다. 내용 중에 다음과 같은 문장이 나왔다.

— The oldest female teaches the younger females, so they can **take charge of** the group when she is gone. (가장 연장자인 암컷이 더 젊은 암컷들을 가르치며, 연장자가 죽었을 때 그들이 그룹을 책임질 수 있다.)

아이들에게 'take charge of'가 무슨 뜻인지를 질문했다. 그러자 종민이가 "Charge~? 촬지~? 차아지? 자지를 가져와?" 라고 답했다. 그러자 온 교실이 키득키득 손뼉을 치고 웃으며 아이들 입에서 폭소가 터졌다.

Oh샘   Charge란 책임이나 과제, 임무라는 뜻이 있으니까. take charge of가 무슨 뜻일까?

종민   응~~~ 책임을 가져오는 거니까 '책임진다.'라는 뜻인가요?

Oh샘   그래. '책임지다.'라는 뜻이야.

하지만 교실은 쉽사리 가라앉을 낌새가 보이지 않았다. 이럴 때는 적당히 관련된 이야기를 하고 넘어가면 아이들이 진정된다. 그래서 조정래 작가가 쓴 『정글만리』에 관한 이야기를 꺼냈다.

Oh샘   애들 거나 자지라 부르지. 털 난 다음부터는 한급 승격해서 좆이 된다는 말이 있어.

우현   그럼, 우리는 이제 자지가 아니라 좆이 되는 겁니까?

Oh샘   여러분이 좋을 때 존나 좋아 혹은 좆나라고 말하는데 무슨 뜻인지 아는 사람?

성훈   그야, '좋다'는 뜻이죠.

Oh샘   '매우' 또는 '큰' 뜻의 부사로 사용하지. 존나'의 어원은 '좆이 몸에 서 떨어져 나간다.'라는 뜻이고, 좆은 남자의 성기를 비하하거나 불만을 나타낼 때 쓰이기도 해.

승호   그러면 '좆'은 어른 성기도 되고 성기를 비하하는 말이기도 하네요.

Oh샘   그렇지. 너희가 사용하는 욕설 중에 성기를 비하하는 말이 많잖아.

     습관적으로 친구에게 '에이, 씨팔'이라고 말하는 아이들이 많이 있다. 이럴 때 정색하고 나쁜 버릇이라고 야단을 쳐도 아무런 효과가 없다. 그럴 때 욕의 어원과 그 욕이 어떤 의미를 담고 있는지 가르쳐 준다. 왜 그 말을 쓰면 안 되는지 그 이유를 알려주면, 학생들도 욕을 자제하려고 노력한다.

     예를 들어, 자주 쓰는 씨팔의 원형은 '씹할'이다. '씹'은 여성의 성기를 의미하고, '씹할'은 근친상간을 비하하는 뜻으로 쓴다. 여진족에게 했던 욕이다. 수렵 때문에 마을에는 남자들이 없었고 여자와 아이들뿐이었다. 그런데도 종족이 늘어나자 근친을 했다는 의미로 사용했다고 한다. 씹함은 가하는 처지에선 정복의 의미를, 당하는 처지에서는 굴욕의 의미다. 굴욕을 당하거나 널 굴복을 시키겠다는 의미를 담고 있다.

어떤 동양학자는 여성 몸의 열 번째(2개의 눈, 2개의 콧구멍, 1개의 입, 2개의 귓구멍, 각각 1개의 오줌구멍과 똥구멍 다음에 보지) 구멍인 성기를 '10 → 십 → 씹'이라고 말한다. 그러니까 씹할은 '씹을 핥다.'로 아들이 엄마의 씹을 핥는다는 충격적인 의미를 담은 용어다. 그걸 순화해서 '시(씨)발'이라고 한다.

철학자 비트겐슈타인은 '사고(思考)는 일종의 언어이다.'라고 말했듯이 언어는 우리의 생각과 관점을 반영한다. 자신이 어떤 단어를 사용하는지, 내가 무슨 말을 하는지 되돌아볼 필요가 있다.

소중한 몸의 기관을 비하하는 말을 자주 사용하다 보면 어느새 자신을 스스로 하찮게 여기고 자존감이 떨어지게 하는 요인이 될 수 있다. 세상에 자신은 오로지 한 명이다. 스스로 말하는 습관을 돌아보고 바른 언어를 사용하려는 노력이 필요하다.

너, 나 그만 보지?

Oh샘   Judge, 판단하다~.

학생들 젖지~ 젓지, 저지, 좃지~ 조지!

시온   자지~!

서진   너 자꾸 나 보~~지 마. 수업 시간에 잠자~~~지 말고 옆 보~~지 말고~.

정원   야! 너 이제 그만 보지?!

이 말을 들은 몇몇 아이들은 입 꼬리가 살짝 올라가며 얼굴이 빨개지다 못해 귀까지 달아올랐다. 교실 안은 키득키득 웃음소리와 '자지와 보지' 단어로 들썩이고 수군거렸다. 언제까지 이런 단어에 당황하고 자신과 친구들의 성기를 놀리기만 할까.

'성기(性器)'란 무엇일까? 성(性)은 '마음 심(心)'과 '태어날 생(生)'이 합해진 글자다. 마음은 후천성을, 태어남은 선천성을 나타낸다. 성이란 사람이 무엇으로 태어나 어떻게 살아가는지를 의미한다. '기(器)'란 그릇이다. 즉, 성기란 '마음이 사는 곳을 담는 그릇'을 뜻한다.

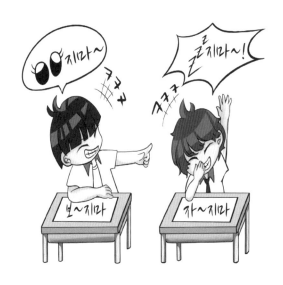

▲ 눈치 보지 말고, 맘껏 얘기하렴~

현수 여자는 왜 가슴이 튀어나왔어요?

Oh샘 그럼, 남자는 왜 아래가 튀어나왔니?

지한 그야 섹스하기 위해서죠.

현우 번식하기 위해서요. 원숭이는 이딴 만큼 커요(오른팔을 길게 보이며).

지훈 고래가 제일 크대요. 가장 작은 게 뭔 줄 아세요? 모기요. 모기
는 0.03cm요. 크큭크큭.

자연계에서 수컷의 상징은 볼록 나오는 것이고, 암컷의 상
징은 안으로 들어가는 것이다.

"남자는 생식기(신장, 腎)가 중요하고 여자는 젖이 중요한데, 아래와 위가 서로 같지는 않으나 타고난 바탕의 뿌리는 하나이다. 여자는 음에 속하는데, 음이 극에 이르면 반드시 아래로부터 위로 치밀어 오르므로 젖은 커지고 생식기가 오므라든 것이다. 남자는 양에 속하는데, 양이 극에 이르면 반드시 위로부터 아래로 내려오므로 음경은 늘어지고 오므라든 것이다."

(출처 : 유문, 남녀유문위근본(男女乳門爲根本))

남자와 여자의 몸은 허리를 중심으로 위·아래가 다르다. 여자는 음이라고 하여 생식기가 안으로 들어가 있다. 물이 끓기 시작하여 100°C가 되면 수증기가 되듯이, 여자의 생식기는 음의 극에 이른다. 최저점을 찍은 음은 올라가는 양이 되어 가슴이 볼록 튀어나온다. 남자는 양에 속하여 생식기가 양의 정점으로 툭 튀어나왔다. 양이 극에 이르러 허리 위로 올라가면 음으로 되어 가슴이 밋밋한 이유다. 중국의 의학서 『황제내경 소문』에 '음양응상대론'에서는 이렇게 말한다.

"하늘과 땅은 만물의 위아래이고, 음과 양의 혈기는 남녀이다. 왼쪽과 오른쪽은 음양의 도로이고, 물과 불은 음양의 징조이다. 고로 음양은 만물의 시작이다."

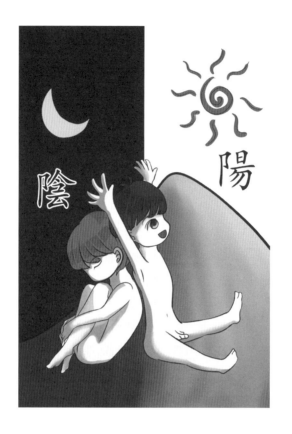

▲ 음(陰)은 그늘진 곳을 말하고, 양(陽)은 태양이 떠오르며 햇살이
비치는 곳을 말한다. 여자는 음, 남자는 양으로 본다.

　　한 인간의 몸에도 음양이 있다. 앞쪽은 음, 등쪽은 양이다.
남자 몸에도 음양이 있다.

　　남자 허리 위에 밋밋한 가슴은 음이며, 허리 아래로 볼록
튀어 나온 자지는 양이다. 여자의 몸에도 음양이 있다. 여자 허
리 위로 볼록 튀어나온 가슴은 양이며, 허리 아래로 오목 들어

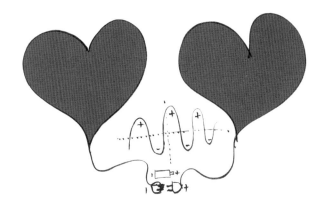

▲ 자연은 음양으로 이루어졌다.

간 보지는 음이다.

재성이가 내 말에 장단을 맞추며 한 마디 덧붙인다.

— 맞네, 건전지도 양극은 나오고 음극은 들어가 있잖아. 함수표를
봐봐. 불룩 올라갔다가 다시 움푹 들어가고. 우리 교실의 문 잠
그는 열쇠 문도 암수가 있잖아. 세상의 모든 물건이 들어가고
나오고 모든 게 음양으로 이루어진 것 맞네.

대개 사람은 태어날 때 여자, 남자로 태어난다. 여자, 남자
를 구분하는 기준은 성기다. 어떤 성기를 가지느냐에 따라 여

자로, 남자로 살아간다.

자지를 달고 태어나면 남자이고, 보지를 가지고 태어나면 여자다. 각자 다른 성기를 가지고 태어났기에 너와 나의 다름 이지, 차별이 될 수 없다.

우리가 불쌍해요

성현 샘, 저희는 불쌍해요.

Oh샘 왜?

인제 고추밭에서만 살잖아요.

Oh샘 응? 그게 무슨 뜻이야?

지후 남학생만 있으니까 고추밭이잖아요.

현섭 샘, 근데 왜 남자 것은 고추라고 말하고 여자는 조개라고 불러요?

　동양에서는 자지를 먹는 채소인 고추와 닮았다고 하여 '고추'로 부른다. 서양에서는 바나나 소시지로 부른다. 7세기에 이슬람의 상인들이 바나나를 아프리카에 소개했다. 이때부터 아랍어로 'banan(손가락)'이라고 불렀고, 이것이 '바나나'란 이름의 어원이 됐다.

　보지는 모양이 뻘 밭에서 사는 조개 모양처럼 생겼다 하여 '조개'로 부른다. 이처럼 자지, 보지를 일상에서 볼 수 있는 사물에 빗대어 말하기도 한다. 굴이 진주를 미끄럽고 보드라운 근육 깊숙이 품고 그것을 다시 단단한 껍질로 감싸고 있는 것처럼, 자연은 여성의 질이 잘 보호되도록 만들었다.

　이같은 성기를 표현하는 말들은 우리 몸에 엄연히 있지만, 공개적으로 말로 표현하면 '변태'라 불리며 이상한 사람

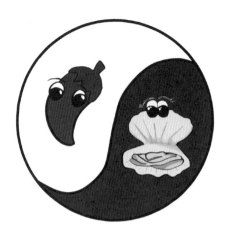

▲ 자지를 '고추'로, 보지를 '조개'로 부르기도 한다.

취급을 받는다. 왠지 쑥스럽고 자연스러운 상상을 하게 만드
는 단어, 보지와 자지는 순수한 한국말이다.

남자의 자지는 '음경', 여자의 보지는 '음순'이라 부른다. 순
수 우리말을 두고 왜 성기 이름을 한자어나 영어(페니스, 버진)로
부르는 것일까? 독일의 유명한 성과학자인 헬무트 캔들러는
그 행위와 인식에 관한 필수적인 일치성을 고려해야 한다고
주장하면서 다음과 같이 말한다.

"성에 관한 명칭은 왜 외국어를 빌려 와서 하는가? 아이들에게
는 이 외국어 개념이 낯선 상태로 계속되므로 아이들의 성에 관
한 인식을 이질화시키는 영향이 있다. 일상어는 그 내용의 풍부
성 및 정확성과 함께 더 나은 장점을 갖고 있다. 일상어는 추상

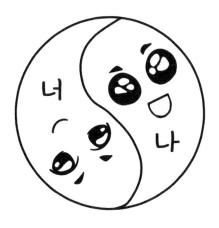

▲ 나와 너, 보지와 자지는 순수 한국말이며 짝말이며 근원어이다.

적으로만 표현하는 것에 만족하지 않고 우리가 표현한 것과 연결하는 감정, 감각과 경험까지 전달한다."

아마도 보지와 자지란 단어를 사용할 때 긍정적인 것보다 비하하는 발언이나 욕으로 쓰이는 부정적인 이미지가 많아서일 것이다. 그렇기에 성적인 어휘(자지나 보지, 음경이나 음순, 성기나 야동, 자위 등)만 들어도 민망해하면서 쉬쉬하고 말해서는 안 되는 금기어로 인식하고 있다.

음경과 음순은 오로지 생식만을 표현하는 언어다. 부모의 대부분이 성기의 기능을 이야기하면서 '성기는 아기를 만들기 위해 있는 거야!'라는 식으로 말을 한다. 하지만 이는 성기를 생식기로만 이해하는 일이다. 생식기는 생식 기능만을 표현하므로 '성=임신과 출산'이라고 오해를 불러온다. 여자의 성기를 음순으로 가르치며 포궁까지 보여주는데, 포궁은 여성의 성기가 아니라 생식기이다. 남자의 음경이 고환이라며 전립선을 성기라 부르지 않듯이, 포궁을 여성의 성기라 말하는 것은 지극히 임신과 출산에 국한해서 말하는 무지다.

음경과 음순은 단순히 생식에만 초점을 둘 뿐, 성의 3요소인 생식, 쾌락, 연대(사랑)를 담고 있지 않다. 하지만 '보지와 자지'는 성의 세 가지 요소를 모두 가지고 있다. 성관계를 함으로써 얻는 몸의 쾌락이 첫 번째 요소이고, 마음의 기쁨과 행복을 느끼는 사랑과 연대가 두 번째 요소다. 마지막 요소는 종족보존의 본능인 생식이다. 보지와 자지는 이런 성의 3요소를 모두 가지고 있다는 점에서 마땅히 자주 불러줘야 할 말이다.

"보지 또는 자지는 생식 기관의 명칭을 내외 구분 없이 모두 포괄할 수 있다는 장점이 있어요. 더욱이 우리말 '나, 너'와도 조화를 이루고요.(중략) 여러분도 어릴 때부터 '보지, 자지'라는 말의 밝고 긍정적 이미지를 간직하면서 일상적으로 편안하고 사인스럽게 이를 사용하게 하여 상업적 선전 문구를 보더라도 자극되거나 동요되지 않을 수 있는 심력을 길러야 해요. '자지' 나의 지혜, 지혜로운 나, 행복하기 위해 태어난 나, 꿈과 소망이 있는

나, 자기 존중감이 충만한 지혜로운 나…."

(출처 : 『맨처음 성 인문학』 254-256쪽, 박홍규, 최재옥, 김경천 지음, 푸른들녘, 2016년)

'보지와 자지'는 짝말이다. '나와 너'처럼 짝으로 말할 수 있는 언어를 '짝말'이라고 부른다. 이스라엘의 철학자인 마르틴 부버는 짝말을 '근원어'라고 했다. '근원어'라는 것은 낱개의 말이 아니라 짝꿍으로 지어진 말이다.

'하늘과 땅', '엄마와 아빠', '여자와 남자', '태양과 달'이 짝말이듯이, '보지와 자지'가 저속하거나 숨겨야 하는 것이 아니고 사랑스러우면서도 소중한 몸의 부분을 일컫는 짝말이다. E.리스가 '말도 아름다운 꽃처럼 색깔을 지니고 있다.'라고 말했듯이, 이제부터라도 '보지와 자지'가 '나와 너'처럼 밝고 긍정적인 이미지를 가진 순수 우리말로 마음껏 불러주기를 소망한다. '보지와 자지'는 여자의 마음을 혹은 남자의 마음을 담는 소중한 그릇이다.

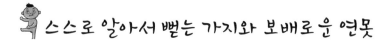 스스로 알아서 뻗는 가지와 보배로운 연못

　동양에서의 만물은 '천지인'으로, 하늘과 땅이 만나 사람을 잉태한다. 사람은 아기로 태어나 아이가 되고 사춘기가 찾아오면서 남자와 여자가 된다. 여자는 가슴이 튀어나오고 월경을 시작한다. 남자는 목젖이 튀어나오고 몽정을 한다.

　조선시대에는 순우리말인 자지와 보지를 한자음으로 바꿔 사용하기도 했다. 한자로 자지는 '自枝'(스스로 알아서 가지를 뻗는 나무), 보지는 '寶地'(보배로운 땅)이다. 참고로 보지(寶池)를 '보배로운 연못'이란 뜻으로도 사용했다.

　자지(自枝)란 종족보존의 역할에 충실한 임무를 지니고 있으니, 스스로 씨를 퍼트려 나뭇가지처럼 쭉쭉 뻗어나가는 나무라고도 볼 수 있다. 자지(子枝)는 번성한 자손이란 뜻으로 수컷의 임무인 씨를 퍼트려 종족번식의 역할도 한다. 자지(自知)란 자신이 누구인지 알아가는 일을 함으로써 자지(自志) 자신의 욕망을 세상에 펼친다. 그렇게 자지(自智) 자신이 무엇을 할 수 있고 할 수 없는지를 판단하여 스스로 지혜롭게 살아가려고 하는 사람을 뜻하기도 한다.

승수　　오호~ 그런 깊은 뜻이!!! 자지에 그런 심오한 뜻이 있다는 말씀

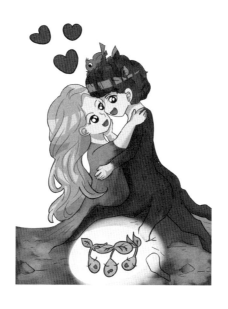

▲ 스스로 보호하고 돌보는 보지와 지혜롭게 살아가는 자지

인가요? 그럼 보지는 무슨 뜻이 담겨 있어요?

Oh샘   보지(保知)는 보호해야 할 것이 무엇인지 본능적으로 아는 거야. '인간인 자신을 책임지고 보호해야 한다는 것을 의미해. 자신을 보호하고 지킴으로써 주체적인 한 인간으로 살아간다.'란 뜻도 있어. 보지를 가진 여성은 자식을 보호하고 돌보지.

보지(寶地)는 보배로운 땅이란 뜻이다. '살아있는 모든 생물의 어머니'란 의미로, 크게 보면 지구, 땅, 대지, 흙을 말한다. 생물이 잉태되고 자라는 곳이 대지이고 땅이며 흙이다. 인간은 어머니의 포궁(자식이 사는 집이라는 뜻의 자궁보다는 세포가 사는 집이라는 뜻으로 포궁을 사용했다.) 속에서 자라고 포궁에서 나온다.

자연에서 생명을 키우는 곳이 땅이라면, 사람에게 생명을 키우는 곳은 포궁이다. 생명이 잉태되고 자라는 땅의 의미다. 포궁으로 들어가는 길인 보지, 즉 '보배로운 대지'라는 뜻으로 볼 수 있다.

아이들은 새로운 뜻을 알았다는 호기심에 박수를 치면서 웃었다. 이때 한 학생이 다음과 같은 이야기를 덧붙였다.

진호   자지가 스스로 서는 나무이고 자라면 나뭇가지가 여기저기 뻗듯이, 자신의 자지가 흥분해서 스스로 서고 씨를 뿌리면 여기저기서 새싹이 자라나요?

도희   그러면 그 나뭇가지가 땅에 박고 서 있나요?

Oh샘   그렇지. 나무가 허공에서는 살 수 없겠지요. 땅이 있어야 나무가 땅속에 팍~~~뿌리 내리고 박혀서 굳건하게 살겠지!

자위는 자신의 몸을 알아가는
과정이며 탐험하는 일이다.
남에게 피해를 주지 않고
스스로 성적욕망을
해결할 수 있는 것이다.

섹스가 '성교'를 의미한 지
불과 100년도 안 된다.

제2부

이거 19금
아닌데?

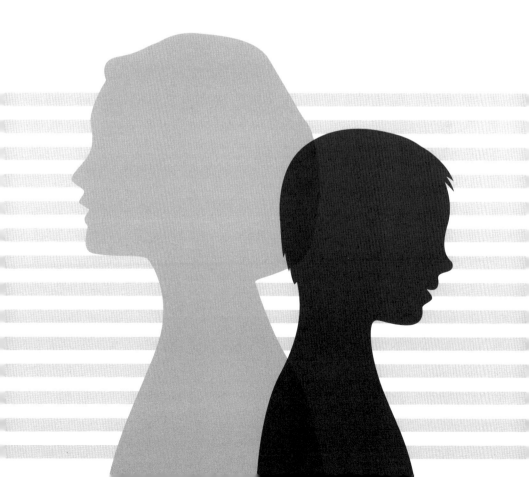

5교시

야, 나도 섹스하고 싶다

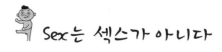

Sex는 섹스가 아니다

교과서에 'successful'(성공적인)이란 어휘가 나온다. 따라 읽는 아이들의 어감이 강하다. '석섹스풀에'서 섹스를 강조하면서 읽는다.

영민　섹스를 성공적으로 한다는 뜻인가~?

Oh샘　섹스가 뭔데~?

영민　그야 남자와 여자가 하는 것이죠.

승흔　남자 여자가 뭐 하는데?

명섭　야~. 너 맨날 야동에서 보는 것 있잖아. 그거.

'섹스'라는 단어를 칠판에 적었다. 글씨로 'SEX'라는 단어를 보자 아이들은 얼굴이 빨개지면서 소리치고 웃었다. 뭘 상상하는 지 뻔하다.

섹스라는 단어는 플라톤의 『향연』에 처음 나온다. 아리스토파네스가 다음과 같이 말을 한다.

"태초에 인간은 지금과 아주 달랐다. 몸은 둥글고 팔이 4개, 다리가 4개, 귀가 4개, 성기가 2개 있었고, 하나의 머리에 서로 다른 쪽을 바라보는 얼굴이 2개 달려 있었다. 즉 이들은 3종류가 있었다. 남녀가 합해진 양성족, 여자와 여자가 붙은 여성족, 남자와 남자가 붙은 남성족이 있었다. 반듯하게 걸을 수도 있고 8개의 손발을 이용해 땅을 짚고 굴러다닐 수도 있었다. 머리가 둘이라 지능도 뛰어났다. 인간이 강하다고 여기면서 신들에게 함부로 대들었다. 이들은 신과 대등하다고 주장했다.

그러자 제우스가 이 사람들을 둘로 갈라버렸다. 둘로 나뉘면 신체나 지적 기능이 훨씬 약해질 것이고 신들이 상대하기 쉬울 것으로 판단했다. 그 후 인간은 팔이 2개, 다리가 2개, 얼굴이 하나, 성기가 하나밖에 없게 되었다.

그러니까 우리는 모두 전체에서 떨어져 나온 반쪽일 뿐이고, 이 반쪽은 항상 자신의 다른 반쪽을 찾아 헤맨다. 사랑은 우리를 본성으로 이끌어주고, '하나를 이루면 두 존재'라는 본성을 말한다. 이로 인해 사람은 태어나는 순간 남녀로 구분되었으며 원래 한 몸이었던 남녀는 예전처럼 하나가 되려고 서로 반쪽을 찾게 되었다고 한다. 이들은 본래 하나였던 원래 상태를 그리워하며 서로를 찾아다닌다고 한다."

섹스는 라틴어인 'secare(분리하다)'에서 나왔다. 'secare'는 '남녀로 나누다.'라는 동사형이었다. 이 동사에서 '남성이거

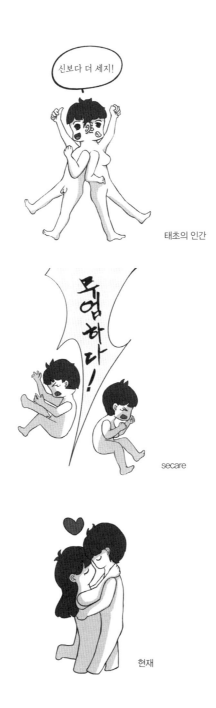

▲ 섹스는 한몸이었던 인간이 분리되어 늘 반쪽을 '그리워한다.'로 바뀌었다.

나 여성인 상태'라는 뜻의 명사 'Sexus'가 파생되었다. 14세기 종교개혁으로 라틴어로 된 성경을 영어로 번역하는 과정에서 '이미 남녀로 갈라진 상태'라는 명사형으로 사용되기 시작했다. 요약하면, 라틴어인 'sexus'는 '생물학적인 성'이란 뜻이었고 중세 프랑스어 'sexe'로 변천되어 1382년에 영어 'sex'로 나타났다. 섹스는 태어날 때 남녀로 갈라진 상태의 생물학적인 성별을 의미한다.

섹스가 '성교'를 의미한 지는 불과 100년도 안 된다. '성관계를 하다. 성행위를 하다.(to have sex)'라는 표현은 1928년 영국의 소설가이자 시인인 로렌스(D.H. Lawrence)의 작품 『채털리 부인의 사랑』에서 처음으로 등장한다. 당시 이 표현은 유럽 사회에 파격적이어서 사람들로부터 큰 주목을 받게 되었다. 그 영향으로 오늘날 '섹스' 하면 바로 성관계를 연상하게 된 것이다. 또한 섹스에도 음양이 있는데 음적인 섹스는 정신을 충족시키고, 양적인 섹스는 육체를 만족시킨다. 즉, 섹스의 음은 정신이며 양은 육체다.

정신적 섹스란 상대와 나의 교감이다. 상대를 만남으로써 느껴지는 충만함, 대화를 하며 얻는 교감과 공감, 이 모든 게 정신적 섹스이며 음의 섹스다. 반대로 몸을 합하고 부딪치고 물고 빨고 핥는 등의 모든 행위가 육체적 섹스, 즉 양의 섹스다.

로렌스는 여자와 섹스하는 것은 그녀와 이야기하는 것과 같다고 했다.(having sex with a woman is just like talking to her) 그렇듯이 섹스란 몸과 몸이 만나 이야기하는 몸의 대화다. 몸으로 나누는 대화는 마음과 정신으로 교감이 되어야 한다. 마음 없이 하는 몸의 대화, 즉 육체적인 욕구에 이끌려 하는 섹스는 단지 몸의 부딪힘만으로 끝나기에 허무한 느낌을 안겨준다.

몸의 쾌락은 느꼈을지 모르지만, 마음과 영혼을 충만하게 하는 사랑이나 연대를 못 느꼈기 때문이다. 몸으로만 부딪히는 양만의 결합이나 정신으로만 충만하는 음만의 결합은 음과 양의 부조화로 삐걱거리며 소리를 낸다. 건강한 삶을 위해서는 양의 몸과 음의 정신이 결합해야 하듯이, 섹스도 음과 양이 만나 서로 조화를 이뤄야 한다.

사람에게 섹스란 본능이며 에너지의 교환이다. 넘치는 것은 주고 부족한 것을 채우려는 속성이며 조화를 이루기 위함이다. 성관계는 몸과 마음이 친밀함을 느끼기 위해서 하는 일이다. 상대와 하나 됨을 느끼기 위한 연대, 몸의 쾌락, 마음의 기쁨과 행복을 느끼는 사랑이다.

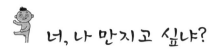 # 너, 나 만지고 싶냐?

딸이 17살이었을 때, 어느 날 내게 물었다.

딸   엄마, 남자친구랑 얼마 안 만났는데, 대화 중에 스킨십 이야기가 나왔어. 걔가 나한테 스킨십 할 수 있냐고 물어봤어.

Oh샘   그래? 그럼 네가 생각하는 스킨십은 어디까지인데?

딸   그야. 손잡고 포옹까지는 괜찮은 것 같아.

Oh샘   너는 여자니까 그렇게 생각할 수 있지. 그런데 상대는 남자잖아. 그 남학생이 생각하는 스킨십은 어디까지일까?

딸   (고민하면서) 그치. 그럼 걔가 스킨십 하자는 의미는 나와 전혀 다른 의미일 수 있겠네.

딸과의 대화는 이렇게 끝났다. 1주일 후, 딸은 그만 만나고 싶다고 말했다고 한다.

여자들은 친한 남자친구라면 손잡고 어깨동무하고 포옹도 쉽게 할 수 있다고 생각한다. 여자가 생각하는 스킨십은 단순히 우정과 친밀함의 표시일 수 있다. 하지만 남자들은 가볍게 손잡고 어깨동무를 하게 되면 상대인 여자가 그 이상을 허락한다는 의미로 받아들일 수 있다. 여자에게 이 행동은 섹스를 허락한 게 아니다.

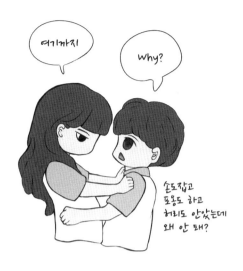

▲ 여자와 남자의 스킨십 언어는 다를 수 있다.

한국에서 동성 간의 스킨십은 친밀함이나 우정을 나타내는 문화다. 여자의 스킨십 언어는 남자의 스킨십 언어와는 분명 다르다. 남자는 이렇게 생각할 수 있다.

'아니, 손잡고 어깨동무하고 팔짱을 끼고, 허리까지 감싸 안 았는데, 여자도 더 깊은 스킨십을 허락하는 거 아니야? 좋으니 까 그냥 있는 거잖아. 그러니까 더 깊은 관계로 갈 수 있잖아.' 라고 말이다.

하지만 여자의 스킨십 언어는 그냥 친밀함의 표현일 경우 가 더 많다. 남자들은 별 뜻 없이 손잡고 허리 감싼다고 해서 스킨십에 익숙한 여자들의 심리를 확대해석하지 않아야 한다.

스킨십은 영어가 아니다. 스킨십은 일본에서 온 말(일명, 재플리시)로 피부(skin)와 관계(ship)의 합성어다. 영어권에서 스킨십이란 단어를 이야기하면 못 알아듣는다.

— In Japan and Korea, the term 'skinship' is used to describe the intimacy, or closeness, between mother and a child. Today, the word is generally used for bonding through physical, such as holding hands, hugging, or parents washing their child at a bath. (일본이나 한국에서 스킨십은 엄마와 아이 사이처럼 친밀함이나 가까움을 의미한다. 이 말은 손잡고, 포옹하고, 부모가 아이 목욕시키는 것처럼 신체적인 접촉이나 유대다.) ('skinship'의 어원 출처 : Urban Dictionary)

스킨십(skinship)은 '피부의 상호접촉에 의한 애정의 교류'라는 뜻으로, '살갗 닿기, 피부 접촉'을 말한다. 한국 문화권에서 사용하는 스킨십은 부모와 자식 사이, 부부 사이나 혹은 연인 사이, 친구들 사이에도 사용되는 신체적 접촉을 통틀어 말하는 것이 일반적이다.

스킨십은 서로를 친밀하게 하는 비언어적인 대화다. 내가 좋고 상대가 좋으면 스킨십은 시너지 효과를 올린다. 반면 나만 좋고 상대가 불쾌하게 느끼는 스킨십은 신체적 폭력이다.

스킨십을 할 때도 딸에게 물어보았던 남학생처럼 상대에게 동의를 구해야 한다. 상대에게 생각할 시간을 주면서 서로 다른 스킨십의 언어를 이해해야 한다.

섹스도 마찬가지다. 여자와 남자가 생각하는 섹스는 각각 다르다. 대개 남자들이 생각하는 섹스란 여자의 성기와 남자의 성기가 결합하는 것을 생각한다. 성기의 힘찬 운동과 사정이다.

반면 여자는 성기와 성기의 결합보다는 전체적인 교감과 오르가슴으로 나아가는 과정으로 생각한다. 몸과 마음 전체의 교감이다. 눈빛과 터치, 목소리와 마음이 오가고 분위기가 어우러지면서 가슴이 두근거리는 행위를 중요시한다. 섹스는 나와 상대가 하나가 되려는 마음과 몸을 결합하려는 의지다.

여자는 친밀함과 관계를 유지하기 위해 섹스를 하고, 남자는 강한 성적인 끌림으로 섹스를 한다. 남자가 여자와 섹스하려면 여성을 공부해야 한다. 마찬가지로 여자가 남자와 섹스하려면 남성을 연구하고 공부해야 한다.

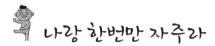 **나랑 한번만 자주라**

Oh샘   Katarina, My mom taught me how to make
        tteokbokki. (카타리나, 엄마가 떡볶이 만드는 방법을 알려줬어.)
성현   우리 집에서 떡볶이 먹고 갈래? (영화 <봄날은 간다>에 나온 '라면
        먹고 갈래요?'의 패러디)

이 말이 나오자, 한 학생이 두 손으로 무릎을 치고 얼굴이
뻘겋게 익어가면서 거침없이 웃어댔다. 그 뜻이 무슨 내용인
지 모르는 아이는 뒤에 앉아 있는 친구에게 물어보기까지 했
다. 그러다가 현진이가 큰 소리로 말했다.

— 떡볶이? 떡이라고? 떡 치자고? 쿵턱쿵턱 쿵 쿵 떡~떡
    ~~떡~~~. (엉덩이를 들썩이며~.)

이 말을 들은 반 아이들은 키득키득 소리 내 웃으며 재밌
는 상상으로 온통 얼굴이 발그레하다 못해 귀까지 빨갛게 물
들었다.

선우   샘, 남자 샘이 이야기해 주셨는데요. 여자 꼬시려면 별 보러 가
        래요.

120

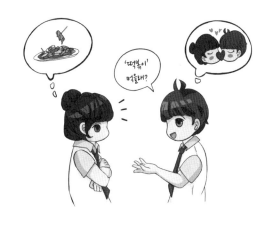

▲ 남자가 말하는 의미와 여자가 생각하는 뜻은 다를 수 있다.

Oh샘   엉? 그게 무슨 뜻이야?

재혁   그니까요~. 별을 보려면 도시와 멀리 떨어진 시골에 가야하잖아요. 이야기하다 차 끊기는 시간까지 기다리고요. 둘이 눈이 맞으면 알아서 자는 거래요. 캬악캬악~.

이 말을 들은 주위의 아이들은 책상을 치고 발을 동동 구르면서 "별 보러 가야지~~."를 외친다.

Oh샘   아그들아, 진정하고. 여자는 꼬시는 게 아니라 너와 동등한 인간으로 존중하고 상대의견을 물어보는 거야. 별 보러 가는 목적이 여자를 꼬셔서 밤에 자는 거였다면 그건 출발부터 잘못된 거야.

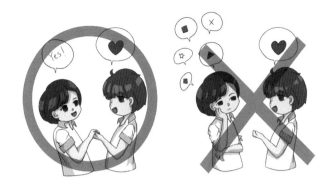

▲ 손을 잡거나 키스나 성관계는 상대의 허락과 동의를 구해야 한다.

상대와 자고 싶다면 상대의 동의를 얻어야 한다. 상대가 동의하지 않는 성관계는 성폭력이다. 성폭력은 상대의 인생에서 평생 상처가 될 수 있다. 그러한 상처를 자신의 가장 가까운 사람이 안고 살아간다고 생각해보라. 본인은 안 당할 거라 자만하지 말아라. 언젠가 네가 우습게 여기던 일들을 당할 수 있다. 본인이 직접 당하면 어떨지 생각해봐라.

성폭력은 성이 아니라 폭력이다. 성욕을 주체할 수 없다는 핑계를 대는데, 성욕은 통제할 수 있다. 정말 끓어 넘친다면 경찰서 앞에 가서 자위를 해본다고 상상하라. 순식간에 가라앉을 것이다. 이런 성욕 때문에 폭력석으로 이루어진 싱관계는 본인의 미래를 담보로 한다. 세상에 비밀은 없고, 잘못된 일은 반드시 밝혀지기 마련이다.

섹스를 하고 싶다고 해도 상대방이 거절하면 할 수 없다.

먼저 동의를 구해야 한다. '동의'(同意)란 '같을 동(同)', '뜻 의(意)', 즉 '너와 내가 같은 뜻, 의지'를 가지고 있다는 의미다. 영어로 'consent'다. 'con'은 '함께'라는 뜻이며, 'sent'는 'feel'로, '너와 내가 함께 같은 것을 느낄 수 있는 것'이다.

유튜브(youtube)에 있는 'tea consent'(차 동의)라는 동영상을 학생들에게 보여주었다. 차를 마시기 싫어하는 사람에게 차를 끓이지 말라는 내용이다. 여기서 '차'는 섹스를 의미한다.

동의는 왜 중요할까? 동의를 구하지 않으면 성폭력이다. 자신의 몸에 대한 모든 것은 자기 스스로 결정할 수 있다. 사람들은 모두 다르다. 어떤 사람은 안는 것을 좋아하지만 싫어할 수도 있다. 동의를 어떻게 구하느냐고? 물어보면 된다.

질문	대답	착각	해설
손 잡아도 돼?	응	손 잡았으니 그다음도?	NO
키스해도 돼?	아니, 아직은	다음에?	NOPE
안아도 돼?	지금은 싫어	그러니까 나중에?	삑, 싫다는 뜻입니다
라면 먹을래?	글쎄…	그래도 희망은 있구나	싫다는 뜻입니다
우리 잘래?	괜찮아, 됐어요	해도 괜찮다고?	싫다고
뽀뽀할까?	알았어, 아니… 하기 싫어	튕기는 구나?	싫습니다
섹스할래?	그래, 좋아요, 해요		YES

▲ 섹스 동의에 관한 착각과 진실

명확하게 긍정적으로 "좋아요."라고 말하지 않는 이상 '싫다.'라는 뜻이다. 아무런 말을 하지 않아도 '싫다.'라는 뜻이다. 상대가 제정신에 "좋아요."라고 말을 해야 한다. 강제로, 폭력적으로 또는 술이나 권력을 이용한다면 이는 성폭력이다. 명확한 동의를 받아야만 한다.

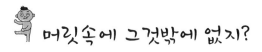# 머릿속에 그것밖에 없지?

No sweet, No sweat!(땀이 없으면 달콤함도 없다.) '몰입하여 공부하거나 일하지 않으면 목표를 성취할 수 없다.'라는 격언이다.

Oh샘　세상에는 시간과 노력과 땀을 들이지 않고는 내 것이 될 수 없고, 소중한 것이 될 수 없는 거야.

대현　아~~하! 그래서 부모님이 그토록 나를 소중히 여기는군요.

서준　그렇지. 우리를 낳으려고 밤낮으로 얼마나 노력하고 땀을 흘리셨겠니!

우현　땀을 흘렸으니 달콤함도 맛 봤겠다~.

　상상력이 풍부한 친구들 말에 교실은 또 한바탕 웃음바다가 되었다. 여기저기서 웃음꽃이 뻥튀기처럼 빵빵 터지기 시작했다. 책상을 두드리고 발을 구르면서 앞뒤 친구들과 이런저런 이야기를 한다. 무슨 뜻인지 눈치를 채지 못한 친구들에게 친절하게 자세한 설명까지 덧붙인다. "아~ 그런 뜻이었네."라고 감탄하며 새로운 것을 알았다는 묘한 쾌감을 느끼듯이 동질감을 표현한다.

　눈치가 고단수인 몇몇 친구들은 "그래, 매일 밤 땀을 흘려야 하는 거야."라고 알 듯 모를 듯 이상야릇한 미소를 짓기도

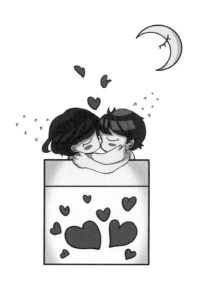

▲ 부모님의 땀과 노력으로 태어난 생명

한다. 어떤 아이는 심하게 웃어서 사레들린 기침을 해댔다. 그
들을 웃게 하는 건 역시 성적인 상상의 즐거움이다.

무슨 말을 하든지 남학생들은 성적인 상상으로 자동화되었
다. 수학 함수 그래프를 그려도, 과학에서 음극과 양극 전자를
설명할 때도, 건축할 때 쓰이는 벽돌에 암수가 있다는 말에도,
아이들은 모두 성으로 연결한다.

Oh샘　그렇지. 너희는 운이 좋아서 태어난 거야. 엄마 아빠가 시간과
　　　노력을 들여 땀을 흘려서 수정했어도 예기치 못한 일로 태어나
　　　지 못한 애들도 있어. 세상에 빛을 보게 해주신 부모님께 감사를
　　　드려야 해. 부모님의 땀과 노력으로 태어난 자신이 소중한 이유

를 알았겠네.

지민   그래도 우리 엄마는 잔소리가 심해서 힘들어요.

Oh샘   사람의 일생이 어떻게 이루어지는지 알아?

학생들 그게 뭔데요?

Oh샘   사람이란 엄마 몸 안에서 열 달을 살다가 태어나, 엄마젖이나 우
         유를 먹고 부모에 의해 길러지고 교육 받고 자라지. 어른이 되면
         다른 사람과 만나 함께 살아가.

설명을 듣던 학생 중, 한 남학생이 낮은 목소리로 말했다.

대한   그리고 내 작품을 만들죠.

'작품'이라는 말뜻을 이해한 친구들은 키득키득 웅성웅성 뒤집혔다. 중학교 1학년 남학생 입에서 나온 언어치곤 문학적이라 그렇게 표현한 친구에게 박수를 쳐주었다. 'work(일, 작업, 작품, 일하다. 노력하다.)'는 'werg(만들어 내다.)'에서 왔다. 작품(지을 작(作), 물건 품(品))이란 '만든 물품' 혹은 '예술창작으로 얻어진 제작물'이다. 이 세상에 없던 것을 만들어 내는 일도 포함된다. 그래서 'creature(창조물)', 즉 세상에 없는 것을 만들어 내는 것이 'create(창조하다)'로부터 왔다.

Oh샘   그런데 말이야. 손 운동을 조절하면서 가끔 하는 친구와 생각 날 때마다, 하루에도 수없이 하는 친구가 있다고 가정해 봐. 손 운동 하는 일 외에 다른 일 할 때 에너지의 집중력이 어떻게 다를까?

지한   그래서 제가 수업시간에 집중을 못 하는군요.

대웅   그렇지! 네가 그렇게 밤낮으로 땀을 흘리니까 정작 땀 흘려야 할 때 못 흘리는 거잖아. 그래서 네가 있는 우리 팀이 축구에서 지는 거야.

정우   우리 팀이 축구에서 이기려면 손 운동 많이 한 친구 빼야겠네.

Oh샘   그럼 우리는 언제 땀을 흘려야 될까?

학생들 밤~~~~ 에요. 크크크크.

Oh샘   헐~~~~ 기껏 가르쳐 줘도….

　　반쪽이 반쪽을 찾아 헤매는 행위는 사랑과 섹스로 이어진다. 혼자서 생명을 탄생시킬 수 없다. 남자의 정자가 여자의 난자와 결합해야만 생명이 된다.

　　시너지(synergy)는 '함께(syn=together) 일하다(erg=work)'라는 뜻으로 '협력과 공동작업, 둘 이상의 상승작용'으로 사용된다. 세상에 없는 것을 만드는 일, 생명을 만들고 작품을 만드는 일은 남자 혼자, 여자 혼자 하는 일이 아니다. 남자와 여자가 공동으로 에너지를 합쳐 일해야 시너지로 효과가 나타난다고 할 수 있다.

　　엄마 아빠가 만나 사랑을 하고 여러분을 세상에 내놓은 작업이 바로 창조이며 엄마 아빠의 유일한 작품이다. 같은 부모

밑에서 태어난 형제는 제 각각 얼굴과 성격이 다르다. 세상에
여러분과 똑같은 사람은 단 하나도 존재하지 않는다. 유일무이
한 존재다. 세상에 태어난 자신이 엄마와 아빠의 작품이라면
자신의 삶을 작품으로 만들어야 하지 않을까? 오늘 하루를 어
떻게 살아가느냐에 따라 자신의 삶이라는 작품이 만들어진다.

기현   선생님! 제가요, 왜 동생이 없는 줄 알았어요!

Oh샘   왜?

기현   제가 늦게 자서요.

하형   너 때문에 저출생 문제가 생긴 거네. 그러니까 게임 좀 그만하고 일찍
        자라고.

제윤   아~~하! 그래서 저도 동생이 없는 거네요.

Oh샘   너 때문이 아니라 생각 있으면 다 만들어져. 오버하지 않아도 돼~.

    학생들은 발을 동동 거리면서 웃는다. 『동의보감』에 사람이
만들어지는 과정이 있다.

"천지의 정기(精氣)는 만물의 형체(形體)를 화생(化生, 몸이나 조직의 일부가
형태와 기능을 변화하는 일)한다. 아버지의 정기는 혼(魂, 신(神)을 따라 왔다 갔다
하는 것을 혼이라 한다. 혼은 양(陽)에 속하고 간이 혼을 저장하며 지각기능이 이에 속한다.)이
되고, 어머니의 정기는 백(魄, 정(精)을 따라 함께 출입하는 것을 백이라 한다. 백

은 음(陰)에 속하고 폐가 백을 저장하며 운동기능이 이에 속한다.)이 된다. 임신 1개월째 태(胎) 속에 품고 있는 것은 연유와 같고, 2개월이 되면 열매와 같은 것이 형성되는데 자두열매 같다. 3개월이 되면 사람형상을 이루고, 4개월이 되면 남녀가 구별된다. 5개월이 되면 근육과 뼈가 만들어지며, 6개월이 되면 머리털이 생긴다. 7개월이 되면 혼이 작용하여 오른 손을 움직이고, 8개월이 되면 백이 작용하여 왼손을 움직인다. 9개월이 되면 몸을 세 번 돌리고 10개월이 다 차면 어머니로부터 떨어져 나온다." (출처 : 내경편 신형(身形))

아빠의 정으로 된 혼(魂)과 엄마의 정으로 이루어진 백(魄)의 혼합물이 바로 사람이다. 자신이 태어나기 이전에 여러분과 똑같은 사람은 없었다. 성경에 '하나님이 세상을 창조했다.'라는 말이 있다. 창조란 세상에 없는 것을 만들어 내는 일이다. 생명이 있는 모든 생물은 자신의 유전자를 창조할 능력이 있다.

예를 들어, 그림을 그리고 요리하고 음악을 연주하고 작곡해서 노래를 부르는 등 세상에 없는 것을 만들면 창조다. 생명을 창조하는 일은 고귀하고 소중한 일이다. 엄마의 백과 아빠의 혼으로 여러분은 태어났다. 부모님이 있으니까 내가 존재한다. 세상에 없는 생명을 만드는 일, 즉 부모님의 노력과 땀으로 태어났기에 나는 소중하다.

6교시

남자답게 여자답게

친구가 뒤치기 했어요

범기 선생님, 주용이가 저한테 뒤치기를 했어요.

Oh샘 주용아, 범기한테 뒤치기를 했어?

주용 그게요. 성교육 시간에 뒤치기 그림을 봤는데요. 재미있을 것 같아서 했는데요.

Oh샘 주용이가 그런 행동을 너에게 했을 때 네 기분은 어땠는데?

범기 죽을 만큼 수치심을 느꼈어요.(얼굴을 가리고 웃으면서 주용이를 놀려주는 듯…)

주용이와 범기는 서로를 쳐다보며 웃었다. 범기가 주용이를 벼르는 듯 보였다.

Oh샘 주용아, 범기가 말한 거 어떻게 생각해?

주용 잘 모르겠는데요.(머리를 긁적이고 고개를 갸우뚱하면서)

Oh샘 상대방은 원하지 않고 자신이 혼자 좋아서 뒤치기를 하는 행동, 상대에게 동의를 받지 않고 하는 성행위, 즉 동의를 구하지 않고 중요부분을 만지는 신체접촉은 범기에게 수치심을 느끼는 폭력이 될 수 있는데, 넌 어떻게 생각하니?

주용 (뭔가 놀라는 표정을 지으며) 그게 잘못된 행동인지 몰랐어요. 죄송해요.

Oh샘 나에게 미안할 일이 아니지. 주용이는 범기에게 어떻게 해야 할까?

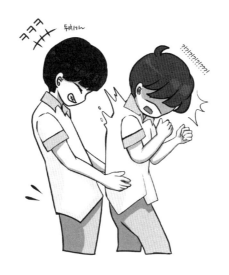

▲ 장난으로 친구에게 뒤치기 하는 행위는 성폭력이다.

한참을 생각하며 침묵이 흘렀다.

주용 (수긍하듯이 미안해하며) 범기야, 네가 그런 마음을 느꼈다니 미안해. 다음에는 조심할게.

범기 나는 네가 그러는 거 싫어. 장난이라도 그런 행동 안 했으면 좋겠어.

주용 나는 장난이었는데. 네가 싫었다니 미안해. 조심할게.

그 다음날, 어제 장난으로 뒤치기 했던 주용이가 뒤치기를 당했다며 말하러 왔다.

승규 진서가 저한테 뒤치기를 해서, 재미로 옆에 있는 주용이에게 했어요.

Oh샘 진서가 그런 행동을 너에게 했을 때 기분이 어땠는데?

승규 (해맑게 웃으면서) 저는 재밌고 좋았어요. 그래서 주용이도 재밌을 거라고 생각해서 그렇게 했는데요.

Oh샘 주용이는 승규가 그런 행동을 했을 때 네 기분이 어땠는데?

주용 말할 수 없는 수치심을 느꼈습니다. (두 손으로 웃는 얼굴을 가리며 짓궂은 목소리로 어제 범기에게 당한 것을 생각한 듯…)

Oh샘 네가 좋아한다고 해서 상대가 그런 행동을 좋아할 거라고 생각하는 것은 착각이야.

장난이 지나치고 상대가 싫어하면 폭력이 돼. 처음부터 큰 폭력이 되는 게 아니라 장난치다가 선을 넘으면 그게 폭력이야.

지금은 너희들이 웃으면서 넘어갈 수 있지만, 이걸 장난으로 아무데서나 하면 성폭력이 될 수 있으니 특히 조심해야 해. 같은 동성끼리라도 말이야. '나는 괜찮으니 너도 괜찮겠지.'라는 것은 위험한 생각이야.

승규는 그런 행동이 재밌지만, 나른 사람에겐 싫은 행동일 수 있다. 그러니 내가 좋다고 상대가 좋아할 거라는 착각은 하지 말아야 한다. 특히 성적인 행동은 민감한 부분이니 동성 친구 간에도 서로 조심해야 한다.

상우 선생님! 진형이가 자꾸 제 거를 만져요.

진형 아니에요. 상우가 먼저 제 거를 손으로 치고 갔어요.

Oh샘 상우야, 사실이야?

상우 네. 그냥 장난으로 그랬어요.

Oh샘 상우야, 장난으로 네 소중한 부분을 허락도 없이 만지면 네 기분은 어때?

상우 음. 상황에 따라 다른 것 같아요. 제가 기분 좋을 때는 장난이려니 하고 그냥 넘어가는데요. 기분이 안 좋을 때는 짜증나고 주먹이 먼저 나가요.

Oh샘 너는 장난일 수 있지만 이건 무지에서 오는 장난이야. 장난이 어느 선을 넘으면 폭력이 될 수 있어.

       장난이라도 친구의 소중한 부분을 맘대로 만지는 것은 조심해야 할 부분이야. 상우가 먼저 시작했으니까 상우는 진형이에게 어떻게 해야 할까?

상우 (어색해하며) 친구야! 장난쳐서 미안해. 네가 기분 나쁠지 몰랐어. 미안해.

진형 (웃음 띤 얼굴로) 고마워! 나도 네가 장난쳐서 똑같이 그랬는데, 선생님 말을 듣고 보니 나도 잘한 것은 없네.

       장난으로 친구 고추를 만지는 것이 폭력이 될 수 있다는 걸 오늘 처음 알았어. 나도 미안해. 상우야. 우리 다음에는 이러고 놀지 말자.

성기는 입이나 귀처럼 몸의 한 부분이지만 내놓고 다니지 않는다. 이런 소중한 부분을 친구들끼리 장난으로 만지고 '내 것이 네 것보다 더 크다.'면서 작은 아이를 놀리기도 한다. 성기를 함부로 다루는 일이 친구들끼리 자주 일어난다. 남의 소중한 부분을 발로 찬다거나 놀려먹는 대상이 되어서는 안 된다.

어느 초등학생이 쓴 '내 자지'(http://cafe.daum.net/noraeitgi/GDom/536) 라는 시를 보면, 초등생도 풀밭에서 오줌을 누면서 꽃이 보려 하자 못 보게 행동한다.

내 자지

이재흠(경북 안동 대곡분교 3학년, 2004년)

오줌이 누고 싶어서

변소에 갔더니

해바라기가

내 자지를 볼라고 볼라고 볼라고 한다.

그렇지만 그렇지만 나는 안 보여 줬다.

자신의 소중한 부분을 누군가 본다는 건 쑥스러운 일이다. 하물며 중학생이 서로의 성기를 놀리고 만지고 잡아당기는 장난은 삼가해야 한다. 내 몸이 소중하듯 친구의 몸도 소중하다. 놀리는 대상 혹은 비하발언을 하면 모두 성폭력에 해당한다.

해바라기에도 보여 주고 싶지 않은 소년처럼, 친구의 바지를 벗겨 당황스럽게 한다거나, 눕혀 놓고 만지는 행위는 하지 말아야 한다. 내 몸의 결정권이 나에게 있듯이 친구 몸의 결정권을 침해하는 행위는 아무리 장난이라도 폭력이다. 장난이 선을 넘으면 폭력이다.

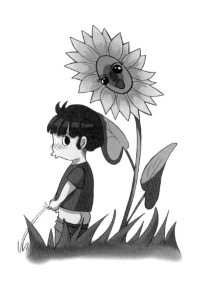

▲ 진단평가 영어시험지 마지막 장에 머리를 식히라고 앞의 시를 넣었다.
시험은 대강 보고 이 시만 다 외웠더라.

지나가는 여자가 예뻐서 자고 싶어요

승민 선생님! 지나가는 여자가 너무 예뻐서 '나, 너랑 자고 싶다.'라고 말하면 안 되나요?

Oh샘 음. 그럼 내가 너에게 질문할게. 지나가는 여자가 갑자기 너한테 '나, 너랑 자고 싶다.'라고 말하면 너는 어떻게 할 건데?

승민 '어유~. 웬 미친 여자야!'라고 생각하고 얼른 그 자리를 피하죠.

Oh샘 그럼, 지나가는 상대 여자도 너와 같은 마음 아닐까?

승민 음…. 그래도. 여자는 남자와 다르니까 좋아하지 않을까요? 여자들은 남자가 좋아한다고 말하면, 속으로 좋으면서 싫다고 말한다고 하던데요.

Oh샘 그럼, 넌 좋으면서 싫다고 말해?

승민 아뇨, 저야 당연히 싫죠.

Oh샘 근데, 왜 여자는 너와 다르다고 생각하지?

승민 여자는 속으로는 좋은데 일단은 싫다고 말한다고 했어요. 만화나 드라마, 영화에서 남자가 들이대면 여자들이 다 좋아한다고요. 특히 여자들은 남자들이 키스하려고 벽쿵하는 게 로맨스라고 하던데요.

Oh샘 헐~. 승민이는 여자와 소통하는 법을 현실이 아닌 미디어에서 배웠네. 미디어와 현실은 달라. 판타지 드라마에서는 사람들이 날아다니던데 현실에서는 친구들이 날아다니니?

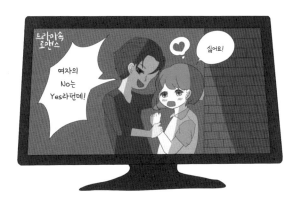

▲ 미디어의 잘못된 영향이 생각을 멍들게 한다. 여자의 No는 No다.

준영   아니요.

Oh샘   마찬가지로 미디어에서 '남자가 들이대면 여자가 좋아하면서 싫
        다고 말하더라.'라는 것을 여과 없이 받아들이잖아. 무의식적으로
        학습한 것을 현실에 그대로 적용하려는 거야. 미디어에서 보여주
        는 그들의 풍요롭고 공부 걱정 없고, 먹고 살 걱정 없이 살아가
        는 모습이 우리의 현실이 아니듯이 여자는 좋아하면서 싫다고 말
        하지 않아. 싫다고 말하는 것은 정말 싫은 거야. 그게 진실이야.

    여기까지 대화를 들은 다른 학생들이 한마디씩 거든다. 승
민이가 요즘 야동을 많이 봐서, 야겜을 많이 하다 보니 자신이
말하면 모두가 오케이 할 거라는 착각을 한다고 말이다.

Oh샘   승민아, 너의 욕망이 여자와 자고 싶은데 쏠려서 그렇게 말하면

어떤 일이 일어날까?

승민 음…. 그 여자가 저를 성추행으로 신고할 수도 있겠죠.

Oh샘 그런 후에는?

승민 뭐, 경찰서에서 조사 받고 전자발찌 차고 다녀야 할 수도 있어요.

Oh샘 그렇게 잘 알면서도 너는 그렇게 하고 싶은 거니?

승민 그러게요. 제가 참을 수 없을 정도로 막 그렇게 하고 싶을 때가 있는데 어떻게 해요?

Oh샘 그래도 네가 그렇게 하지 않은 이유가 있을 거잖아.

승민 그렇죠. 단 한 번의 행동으로 제 인생을 망칠 순 없죠.

Oh샘 맞아. 승민아. 바로 그거야. 한 번의 행동이 네 삶을 망가뜨릴 수 있으니까 참는 거잖아. 인간이 짐승과 다른 게 뭐야? 참을 수 있잖아. 본능을 절제할 수 있잖아. 지나가는 여자를 만지면 범죄자가 되겠지.

학생들 그래서 성 범죄자는 전자발찌로 감시한다고 하잖아요. 요즘은 화학요법을 써서 남자 구실도 못하게 한다고도 들었어요.

자신이 행하는 행동에는 늘 감당해야 할 것이 따른다. 우리는 그것을 책임이라고 한다. 예를 들어, 성폭행범으로 몰려 감옥에 가고 호적에 빨간 줄 그어지고 선사발찌를 차도 좋다고 생각하면, 지나가는 여자에게 만지고 싶고 자고 싶다고 말하면 된다. 또 하나는, 그렇게까지 해서 내 인생을 감옥에서 낭비하고 싶지 않아, 그럴 가치가 없다고 판단되면 잠시 참고 집에

가서 조용히 혼자 푸는 방법이 있다.

우리는 어떤 행동을 할 자유가 있다. 다만, 자신이 한 행동에 따른 결과를 감당해야 한다. 우리가 함부로 행동을 못하는 이유는 뒷감당을 예측할 수 있기 때문에 절제하는 것이다.

Oh샘   예를 들어, 더울 때 옷을 다 안 벗고 다니는 이유는 사회적 눈이 있기 때문이야. 성욕도 얼마든지 때와 장소에 따라서 통제할 수 있잖아.

종환   야, 너는 너를 위로하는 행동을 all the time(항상) 하잖아?

희성   나만 그러냐? 너는 맨날 야동 보잖아.

종환   사돈 남 말 하네. 너는 여자 벗은 모습 그리는 것 내가 봤는데~.

승민이의 솔직한 질문이 아이들의 말문을 트이게 했다. 교실 안은 순식간에 폭소와 웃음으로 각자의 경험을 조금씩 이야기한다.

Oh샘   그런데, 법적인 처벌이 없으면 할 거니? 전자발찌 네가 안 차. 할 거야? 여자가 싫다고 했는데 할 거야?

승민   어, 안 하겠죠?

Oh샘   승민아, 너는 나한테 2년 동안 교육 받았잖아. 안 받았으면 어떻게 할 것 같아?

승민   묻지도 따지지도 않고 할 거 같아요. 법적인 처벌이 없는데, 굳이 내가 참을 이유가 없잖아요.

Oh샘 그러니까 가끔 보면 힘과 권력으로 갑질하잖아. 잘못됐다고 주
변에서 말 안 해줬거든. **세상이 악해지는 것은 한 사람의 악행**
때문이 아니라, 다수가 침묵할 때 그 사람의 악행은 계속되고 세
상은 거짓으로 물들어가. 법적인 처벌이 없어도 도덕적으로 하
면 안 되는 일이지. 합의 없는 관계는 폭력이니까. 상대방이 괴
롭고 너는 가해자가 되고 그 사람은 피해자가 돼.

남학생들의 몸이 수시로 흥분하는 건 정상이다. 십 대 때
성욕이 일어나지 않으면 그건 몸이 아프다고 말할 수 있다. 성
욕은 수시로 일어난다. 성욕이란 살아 움직이게 만드는 삶의
추동력이며 에너지다. 그런데 지나가는 여자가 예뻐서 자고
싶다는 마음이 들었다면 과연 사랑이라고 말할 수 있을까?

대화 한 마디 하지 않고, 상대가 누구인지도 모를 여자에게
이끌려 그저 자고 싶다는 건 넘치는 성욕을 해소하기 위한 것
이다. 상대의 동의를 얻지 못하고 몸의 반응으로 자고 싶다고
말하는 것은 법을 떠나 상대에 대한 모욕이며 폭력이다. 상대
를 배려하고 관계를 위한 사랑이라고 말할 수 없다.

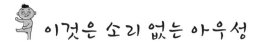 이것은 소리 없는 아우성

고등학교 수업을 하고 있었다.

강민   선생님! 찬우가 자꾸 가슴을 만져요.

Oh샘   찬우야, 상대에게 만져도 된다고 허락을 구했어?

찬우   아니요. 친구 가슴이 그냥 만져보고 싶어서요.

Oh샘   상대의 허락을 구하지 않은 신체접촉은 성추행이고, 성폭력이야.
        그렇다면 성희롱은 뭘까?

동현   여선생님에게 '남자 가슴인 줄 알았다. 코끼리 다리인줄 알았다.
        가슴이 빵이네. 가슴이 절벽이네. 저것도 얼굴이라고…' 등 이렇
        게 외모품평이나 성적으로 비하하는 말이요.

성적으로 굴욕감이나 혐오감을 느끼게 하는 것, 불쾌한 말과 행동으로 치근거리는 것, 음란한 눈빛으로 바라보는 것 등도 성희롱에 해당된다. 상대가 들었을 때 특정 신체부위를 가리키면서 성적인 불쾌감을 느끼게 했다면 이것 또한 성희롱이다.

성희롱이 범죄라는 사실로 입증된 것은 1993년 서울대 신 교수 성희롱 사건이다. 판례를 요약해 보았다.

우리나라 최초로 법원까지 간 성희롱 사건 : 1998.2.10(대법원 판결날짜)

[사건개요]

- **원인** 신 교수가 우 조교에게 신체접촉 및 불쾌한 성적언어를 지속적으로 함.

- **발달** 우 조교가 거부 의사를 밝힘.

- **전개** 신 교수가 다음 해에 우 조교에게 약속한 재임용을 하지 않음.

- **결론** 우 조교가 지도교수, 서울대 총장 및 국가를 상대로 손해배상 청구소송을 냄.

[판결]

1. 네 번의 판결 모두 서울대 총장과 국가의 책임은 인정하지 않음.

1-1. 직장 내에서 발생한 성희롱 행위가 직무 관련성 없이 은밀하고 개인적으로 이루어졌기 때문.

2. 신 교수의 성희롱을 2심을 제외하고 모두 인정.

2-1. 상대방에게 성적관심을 표현하는 행위가 상대의 인격을 침해, 고통을 주면 위법.

2-2. 신 교수가 우 조교에게 **성적인 굴욕감이나 혐오감을 느끼게 한 점**이 인정.

이 사건으로 성희롱도 범죄로 인식하게 되었다. 한국민우회 부설성폭력상담소 관계자는 "신 교수 사건은 성폭력이 아닌 '성희롱'에 대한 개념을 법적으로 도입하는 계기가 됐다."라고 말했다. 당시 '성희롱'이라는 단어의 뜻도 명확하지 않아 외국에서 도입한 'sexual harassment(성희롱)'라는 개념을 갖고 연구하기도 했다.

주용이나 승규가 친구에게 장난으로 한 행동은 어디에 해당할까? 말로 성적인 수치심을 일으키면 성희롱이고, 신체적인 접촉으로 상대가 수치심이나 불쾌감을 느꼈다면 성추행이다. 성추행이란 상대방이 허락 없이 나의 몸을 만지거나 나에게 상대방의 몸을 강제로 만지게 하는 행위다.

예를 들어, 친구의 허락도 없이 뒤치기를 하거나, 상대의 성기를 만지는 행위다. 장난으로 만지고 뒤치기를 했다고 말하지만 이것도 상대가 불쾌하게 느끼면 엄연히 성추행에 해당된다. 남자들도 자신의 몸이 소중하다는 인식을 해야 한다. 남자도 성폭력에서 자유로울 수 없다.

여학생이 남학생에게 "남자가 그게 뭐냐? 쪼다 같이", "니도 남자냐?", "야, 이 고자야!", "너 남자 맞아?" 등 특정 성에 대한 표준을 끼워 맞추려는 경우도 성희롱이고, 성폭력이다. 특히 남학생들 사이에서 성욕을 이기지 못해 약한 남자를 상대로 바지를 벗긴다거나 성기를 만지는 것도 성폭력이다. 오줌 누는 친구를 보면서 성기가 작다거나 바지를 벗겨 놀리는 것도 성폭력에 해당된다.

민석 선생님! 카톡에 여자가 치마 짧게 입고 찍은 것을 올리면 어떻게 되나요?

Oh샘 그러면, 네가 짧은 바지 입은 사진을 여자 단톡방에 올렸다고 가정해봐. 기분이 어떨 것 같아?

민석 싫어요.

Oh샘 마찬가지야. 또 그런 행위는 증거가 남아 법적인 처벌이 가능해. 혹여 단톡방에 누군가가 그런 행동을 하면 여러분은 목격자가 되어 '하지 마라.'라고 제지해야 해. **악은 한 사람의 악한 자가 행한 것보다 다수가 침묵할 때 퍼져 나가.**

대학생들이 SNS에 여자혐오 발언을 해서 물의를 일으킨 사건이 있었다. SNS를 통해 카톡으로 상대에게 성적인 메시지를 전달하여 분노나 수치심을 일으키는 행위도 엄연히 디지털 성폭력에 해당한다. 단체 카톡방에 성적인 비하발언이나 짧은 바지를 입고 걸어가는 모습을 찍어 올리는 것도 모두 성폭력이다. 다음은 SNS에서 나눈 내용이 법원까지 가게 된 과정을 각색했다.

[사건개요]

2013년 대학교에서 발생한 디지털 성범죄.

대학교 남자 채팅방(A님 외 9명이 참여중입니다.)

A 야, J 봄? 걔 오늘 미니스커트 입고 왔잖아.

코끼리 다리면서 뭔 근자감이냑ㅋㅋㅋ

B ㄹㅇ. 오늘 가슴 파인 옷 입었던 데 개꼴림

C 〈여학생 치마 사진 전송〉

A ㅇ. 걔 또 남자 갈았더라. 한 번 건드리면 나랑도 자주
려나?

[전개]

채팅방 내용이 대학교 내에 쫙 퍼짐.

채팅방 참여 학생 중 4명 자퇴, 5명 휴학 후 군 입대.

A군은 학교생활 지속.

2년 후, 학과 교수들에게 알려지면서 문제가 됨.

피해자들	A군을 비롯해 채팅방에 있던 사람들에게 처벌 요구.
피해자들	2017년 2학기까지 채팅방에 있던 사람들이 휴학하고, 장학금·기숙사 제공 혜택 제외 요구.
A	거절함.
학교	A에게 무기정학 내림.
A	남학생들만 있는 제한된 공간에서 대화했고, 피해자들에게 직접 말한 적 없고, 피해자에게 직접 한 적 없으니까 성희롱이 아니라고 함.
A	법원에 소송함.

[판결]

채팅방이 남학생만으로 되었어도 성적인 농담을 하는 것에 다른 학생들이 침묵하거나 동조하지 않을 수 있어 언제든 외부로 유출될 위험성이 있었다. 실제 피해자들이 이 사건으로 상당한 정신적 충격을 받았고, 한 학생은 신경성 폭식증으로 치료 받기도 했다. A씨 등 남학생들이 채팅방에서 한 표현은 피해자들의 인격에 대한 사회석 가치를 떨어뜨리며 전파 가능성 등을 볼 때 **형법상 모욕죄**가 될 수 있다.

이러한 디지털 성폭력이 연달아 일어났다. 알려진 것만으로도 2016년 6월 A대에서, 7월에는 B대에서, 8월 C대, 9월에는 D대 남학생들이 단톡방에서 여학생들에게 외모 비하와 혐오발언을 하면서 성희롱한 사실이 밝혀졌다.

무심결에 하는 행위로 가해자가 될 수 있으며, 자기 몸에 대한 결정권을 침해당했을 때는 피해자가 될 수 있다. 이 모두를 포함해 상대가 신체적인 상해를 입었다면 모두 성폭력에 해당한다. 우리사회에서 성폭력에 대한 문제가 꾸준히 제기되고 있다.

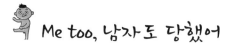 **Me too, 남자도 당했어**

현식 미투운동은 왜 여자들만 해요? 남자들은 할 수 없나요?

Oh샘 못한 거야. 남자도 성폭력 피해자가 있어. 근데 한국사회가 그동
      안 남자위주의 사회로 살다 보니, 남자가 여자에게 가한 행위가
      많아. 주로 여자들이 당한 피해를 남자가 받았을 때, 더 말을 못
      한 거야. '쪼다 같이, 빙신 같이. 남자가 뭐 그런 걸 갖고 그래.
      니가 오죽 못났으면 당하냐?' 이러니까….

2018년의 사회 최대 이슈는 미국에서 시작된 미투운동이 전
세계적으로 확산되어 한국에서도 일어난 일이다.

미투운동(Me Too movement)은 '나도 당했다.'라는 뜻이다.
2017년 10월 할리우드 영화제작자인 하비 와인스틴에게 당한
성폭력의 피해자들이 폭로하고 비난하기 위해, SNS에 해시태
그(#MeToo)를 달면서 시작했다.

하비 와인스틴은 20년 이상 성범죄를 저질러왔다. 이후, 그
는 10일 만에 TV시리즈 제작 취소, 기부금 반납, BAFTA(영국영화
텔레비전예술아카데미) 회원자격 정지 등으로 결국 몰락했다. 존경 받
던 사람이 순식간에 비난의 대상이 된 것이다. 〈밤쉘 : 세상을
바꾼 폭탄선언〉이 이와 비슷한 영화로 실제 있었던 사건을 다
뤘다.

[2018년 한국 미투운동]

1월 서지현 검사 사건

　　　문화 예술계 미투운동

　　　정치계 미투운동

5월 홍대 몰카 사건 : 오프라인 페미니즘 운동

　　　혜화역 시위 : 한국 여성들만 참여한 역대 최대 규모

　　미투운동 후 사회 변화로 성희롱, 데이트폭력 등 신고율이 증가했다. 2018년 1월~8월 검찰청에 접수된 성폭행 사건은 3,744건이다.(2017년 대비 14.3% 증가)

여성가족부 : 직장 내 성희롱·성폭력 피해자를 위한 신고센터

　　　　　신설

교육부 : 스쿨미투 관련 신고센터 개설

문화체육관광부 : 문화예술계 성폭력 신고센터 운영

　　한국에서는 2018년 1월, 서지현 검사 사건이 미투운동의 시초가 된다. 검찰의 성추행을 폭로함으로써 한국사회의 미투

운동이 본격화되었다.

더불어 2019년 1월, 빙상계에서도 미투운동이 있었다. 더는 피해자들이 숨죽여 울 필요가 없어진 것이다.

그렇다면 한국에서 여성 피해자들이 미투운동을 전개할 수 있었던 배경은 무엇일까? 한국은 남성 위주의 사회였다. 그때문에 성폭력은 성이 아니라 권력의 문제였다. 과거 오랫동안 여자들은 사회적인 권력이 남성보다 낮았다. 남성은 자신보다 권력이 낮은 여성을 억압하고 폭력을 행사하여도 사회에서는 당연시해왔다. 여성은 남성에게 대항할 수 없었다. 남성을 떠나 여성 혼자서 살 힘이 부족했던 사회였다.

하지만 이제 여성도 교육을 받았고, 모든 사람은 평등하다고 배웠다. 그러나 막상 살아본 삶은 그렇지 않았다. 여성을 억압하기 위한 방법으로 남성들은 성을 이용했다. 처음에는 당연하다 생각했던 일들이, 점점 당연한 일들이 아니었다. 남자가 여자의 허벅지를 만지는 성추행이나, 같은 일을 해도 남자 회사원들보다 진급이 힘든 일, 임신하면 회사를 관두는 그 모든 일들이 말이다.

여성은 자신의 상처를 털어놓았고, 같은 여자들은 그 이야기를 들었다. 그때문에 '너도 당했니?', '나도 당했어.', '이렇게 있을 수만은 없어.', '이제는 더 이상 당하고 싶지 않아.'라는 공감대가 형성되었다. '내가 당했고 다른 사람이 당했으면 미래의 내 딸도, 내 소중한 누군가도 당할 수 있다.'라는 사회적 공감대가 형성되어 여자들의 미투운동이 전개될 수 있었다.

반면, 남자들은 어떠한가? 남성 위주의 사회로 살다 보니 남성은 여성보다 강하다는 인식이 강해질 수밖에 없다. 가끔 남자들이 남자에게 혹은 여성에게 당했다고 말하면 그것은 아주 드문 일이며 일상이 아니라고 생각한다. 남자도 당할 수 있다는 사회적 공감대가 거의 없다시피 했다.

남자　　형에게 성추행을 당했습니다.

반응 1　어휴 얼마나 XX 같으면 당해?

반응 2　뭐래. ㅋㅋㅋㅋㅋㅋ….

반응 3　남자가 당하면 얼마나 당해?

남자　　아줌마에게 성폭행당했어요.

반응 1　지도 좋았으면서….

반응 2　오올~ 나도 당하고 싶네~.

반응 3　너도 만지면 되잖아?

반응 4　여자 몸 만지고 좋네~.

직장인　여자가 성추행을 당하면, 여자들은 연대해
　　　　서 위로한다. 남자가 성추행을 당하면, 조롱

하고 비난한다. 남성 미투가 나오는 건 정말
용기 있는 일이다.

남성 중심적인 사회에서 살아왔기 때문에, 남자가 약자라는 건 있을 수 없는 일이라고 생각한다. 남자미투가 나오기 힘든 사회적 배경이 한몫한다.

성폭력 전문가이자 미국 캘리포니아 주의 알라메다 카운티 검사장인 낸시 오말리는 '미투운동의 본질은 성 대결이 아니라, 성적으로 피해를 입은 자의 권리를 찾는 운동'이라고 미투운동을 정의했다.

성폭력이라는 이름이 붙으면, 그 순간 장난이 아니게 된다. 아이들은 장난이라는 생각으로 쉽게 친구를 괴롭힌다. 내가 가장 많이 들은 변명은 "그냥요.", "장난으로요.", "재밌어서요."라는 말이었다. 장난으로 던진 돌에 개구리는 맞아서 죽는다. 그런데 아이들은 자신이 돌을 던진 지도 몰랐다. 그 아이들에게 네가 한 행동이 뭔지 확실하게 알려줘야 한다.

― 너 지금 이거 성추행이야, 성희롱이야, 성폭력이야.

이렇게 이야기해주면 아이들은 흠칫 놀라면서 행동을 바로 멈춘다. 미안하다고 사과하고, 다시는 그 행동을 반복하지 않는다. 모르기 때문에 실수할 수 있다. 그 행동이 왜 잘못된 건지 알려주면 멈춘다. 성교육은 인권교육이다.

앞서 이미 언급했듯이 스웨덴에서는 성교육 시간이 따로 없다. 모든 과목에서, 일상생활에서 성교육을 겸한다. 성은 삶과 함께한다. 내 생명의 에너지가 성이니까, 내 삶을 바르게 살아갈 수 있는 것이 성교육이다. 단지 섹스와 피임, 임신의 순서를 가르치는 게 성교육이 아니다. 성이 바른 도덕과 규율을 가질 때, 인생은 아름답다. 성은 존중이며 삶이다.

여자를 억압하면 마찬가지로 남자도 억압당한다. 피해자의 말을 들어야 한다. 우리는 연결됐고 남의 일은 곧 나의 일이다. 마르틴 니묄러(Martin Niemöller)가 쓴 『나치가 그들을 덮쳤을 때』라는 시가 있다. 그 시를 내 식대로 바꿔본다.

내가 침묵했을 때

사회가 동성애자들을 비난했을 때,
나는 침묵했다.
나는 동성애자가 아니었기 때문이다.

그 다음에 사회가 장애인들을 무시했을 때,

나는 침묵했다.

나는 장애인이 아니었기 때문이다.

그 다음에 사회가 여자들을 억압했을 때,

나는 침묵했다.

나는 여자가 아니었기 때문이다.

그 다음에 사회가 독거노인들을 내버려 뒀을 때

나는 침묵했다.

나는 독거노인이 아니었기 때문이다.

그 일이 나에게 닥쳤을 때는,

나를 위해 말해 줄 이들이

아무도 남아 있지 않았다.

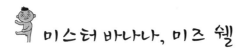 미스터 바나나, 미즈 쉘

집 앞에 도서관이 있다. 수시로 책을 빌려보던 어느 날, 도서관 앞에 새로운 카페가 생겼다. 카페 이름이 ⟨Mrs. P⟩였다. '지금도 Mrs를 사용하나?'라는 의문이 들었다. 카페 주인이 '박'가(家)이고 결혼한 여자라는 것을 짐작했다. 의문이 들어 차를 주문하면서 물었다.

— 왜 'Ms.(미즈)'라고 안 하고 'Mrs.(미세스)'라고 하셨나요?
— 간판해주신 분이 그렇게 해주셨어요.

'간판하시는 분은 주문한 사람이 해달라는 대로 하지 않나?'라는 생각이 들면서 나도 모르게 이런 말을 하고 있었다.

— 네~. 지금은 'Mrs.' 부르지 않고 'Ms.'라고 불러요.

이 일이 있고 일주일 후 중학교 2학년 수업을 진행하는데, 마침 이런 문장이 나왔다.

— Please come and talk to **Ms**. Han, the director of the open house.(학교 공개일의 책임자인 한 선생님에게 와서 말해주세요.)

Oh샘 'Ms.(미즈)'와 'Miss(미스)', 'Mrs(미세스)'에 대한 차이를 아는 사람?

학생들 '미스(Miss)'는 결혼하지 않아서 순결한 여자이고, '미세스(Mrs)'는 결혼한 여자요.

Oh샘 그럼, 순결이 무슨 뜻이야?

학생들 여자가 성관계 하지 않은 것을 순결하다고 해요.

Oh샘 그럼, 남자는?

학생들 남자에게는 순결이라는 단어는 쓰지 않아요.

Oh샘 그럼 성관계 하지 않은 여자와 결혼하지 않은 여자가 순결하다면, 여러분의 어머니는 모두 순결하지 않은 사람인가?

학생들 헐~~~. (할 말을 잃은 듯.)

이 말을 들은 아이들은 고개를 갸우뚱하며 '뭔가 이상하다.'라는 오류를 발견했다. **단어를 어떻게 사용하느냐에 따라 삶이 바뀐다. 단어를 어떻게 말하느냐에 따라 생각이 바뀐다. 바뀐 생각은 시선을 바꾼다. 시선이 바뀌면 행동과 말이 달라진다. 행동과 말은 습관이 된다. 습관은 곧 내 삶이다.** 편견의 시선이 무의식적으로 폭력을 낳을 수 있기 때문에 인식의 전환이 필요하다 싶었다.

순결은 성관계의 여부를 의미하지 않는다. 성관계를 갖지 않는 순결은 협의의 범위, 즉 아주 편협된 인식이다. 성관계 여부에 따라 여자는 순결을, 남자는 동정이란 말을 사용했다. 영어로는 'Cherry Boy'라고 한다.

하지만, 순결이란 단어는 남자 위주의 사회에서 여자의 성을 지배하기 위해 만들어졌다. 이는 여자를 억압하고 성적인 대상으로 인식하게 만든다. 여자를 편견 어린 시선으로 보면 남자 또한 손해다. 남자의 어머니나 누이, 아내, 딸도 그 시선에서 자유롭지 못하기 때문이다. 다른 남자들이 자기 가족의 여자를 그런 시선으로 볼 수 있다는 것을 의미한다. 남자와 여자의 차별이 아니라, 다름을 인정하고 존중하는 인간평등이 이루어져야 하는 이유다.

순결이란 내가 누군가를 사귈 때 양다리, 오징어 다리를 걸치지 않는 것, 즉 상대를 유일하게 바라봐 주는 것이다. 연애할 때 상대에게 충실한 것이다. 상대와 헤어지고 다른 상대를 만났을 때 그 사람을 바라봐주는 것, 결혼에서 순결은 배우자를 바라보고 사랑하는 일이다. 순결은 여자에게만 쓰이지 않는다. 남자나 여자가 순결하다는 것은 서로에게 충실하다는 의미다.

Oh샘 남자는 결혼 여부와 관계없이 'Mr'라고 부르잖아. 여자는 미혼이면 'Miss', 결혼한 여자면 'Mrs'라고 불렀어. 이렇게 부르는 것이 결혼 여부를 나타내고 차별이라고 여겨서 지금은 여자도 결혼과 관계없이 'Ms.'라고 불러.

세계적인 페미니스트 글로리아 스타이넘은 〈Ms〉라는 잡지를 창간하여 여자에 대한 호칭 'Ms.'를 사회에 정착시키려 했다. 그러자 1986년 〈The Times〉는 여자를 결혼 여부와 상관없이 'Ms.'로 부르기 시작했다.

언어도 시대의 변화에 따라 사라지기도 하고 새로 생겨나고 만들어진다. 언어도 생명이다. 시대의 트렌드에 따라 언어가 바뀐다. 내가 학교 다니면서 배웠던 소방관은 'fireman', 경찰관은 'policeman'이었다. 그 당시만 해도 소방관과 경찰관은 모두 남자들이었다. 그러나 시대가 변화하고 여자도 소방관이나 경찰을 하다 보니 언어가 변화되었다. 남자만을 뜻하는 맨(man)을 없애고, 소방관은 'fire fighter', 경찰관은 'police officer'라고 부른다.

무심코 말하는 차별언어가 편견으로 이어져 고정관념이 된다. 여류작가, 여기자, 여자장관, 여학교, 여선생님 등 우리사회에 널리 퍼져있는 차별적인 단어들이 많이 있다. 남자작가는 그냥 작가로 부르며, 남자기자는 기자로, 남학교 이름도 ○○중학교라 부르지 남중학교라 부르지 않는다. 남자와 여자를 이분법적으로 갈라놓는다. 차별언어를 사용하면 고정관념을 강화하고 특정 성을 비하하면서 성폭력으로 이어지기도 한다.

차별언어는 여자만 희생양을 삼는 것이 아니라 남자에게도 마찬가지다. 예를 들어, "남자애가 그렇게 약해빠져서….", "남자는 울면 안 돼.", "남자가 그렇게 수줍어서야." 등의 말들로 남자라는 이유로 감정을 억압한다. 이것 또한 차별언어가 편견을 가져오고 고정된 행동을 강요하는 젠더폭력으로 이어진다. 젠더폭력은 상대 성(性)을 혐오하는 말이나 행동으로 신체적 또는 정신적인 성희롱이나 성추행을 포함한 성폭력을 말한다. 성차별과 불평등으로 인해 여자와 사회적 약자에 대한 권력을 바탕으로 나타난다.

섹스가 생물학적으로 태어나는 여자와 남자를 말하는 반면, 젠더는 사회적인 성을 뜻한다. 'Gender'란 단어는 1995년 북경 제4차 여자대회정부기구회의에서 사용하기로 결정하면서 전 세계적으로 퍼졌다. 사회 문화적 가치관이나 정체성만 다를 뿐 남자와 여자는 모두 평등하다.

예를 들어, 어떤 사회에서는 여자는 긴 머리에 화장을 하고 치마를 입고, 남자는 머리가 짧고 바지만을 입으며 근육이 있어야 된다는 것이 일반적인 문화인 반면 다른 곳에서는 남자도 머리를 기르고 치마를 입을 수 있는 곳도 있다. 이처럼 사회·문화적으로 다른 정서를 존중하면서 여자와 남자는 모두 평등하다는 의미로 젠더를 사용한다.

수업시간에 차별적인 말을 들으면 어떤 반응이 나오는지 실험했다.

Oh샘   어디서 감히 남자가 조신하지 못하게.

민혁   어! 그런 말은 엄마가 우리 누나한테 하는데요.

진영   남자가 조신하라는 말은 처음 들어요.

희교   할머니가 여동생에게 자주 그런 말을 쓰는데요.

주원   여자한테 쓰는 것만 들어봤지, 남자에게 이런 말을 쓰는 건 처음 봤어요.

Oh샘   조신하라는 말을 들으니 기분이 어떠니?

채우   뭔가 움츠러들어야 할 것 같고, 행동을 억압당하는 것 같아 기분이 안 좋아요.

우리사회에서도 생활 속 '차별언어' 바로 잡기 운동이 펼쳐지고 있다. 가정에서 차별적인 단어를 사용한다면 자녀는 고정된 성역할을 배울 것이다. 상대의 성을 비하하면서 젠더폭력이나 성폭력으로 이어질 가능성이 있다.

수업 후, 한 학생이 내게 와서 고맙다는 말을 했다.

재성 선생님, 오늘 제가 아주 편협하고 좁은 사고를 갖고 있었다는 것을 알았어요. 선생님이 그 틀을 깨주셨네요. 저는 순결을 성관계의 여부에 따라 생각했는데요. 그렇지 않다는 것을 선생님 말씀을 듣고 깨우쳤어요.

언어의 역사와 차별언어를 알려준 것만으로도 한 학생의 시선이 바뀌었다. 세상을 더 폭넓게 바라볼 수 있게 되었다. 이번에는 아이들에게 익숙한 차별언어를 사용해서 실험을 해봤다.

Oh샘 어디서 사내새끼가 질질 짜고 있어!
다환 어, 샘 그거 차별언어에요!
Oh샘 음~ Excellent education~. (교육의 효과가 훌륭하군.)

아이들은 알려주면 달라진다. 사용하는 언어에 따라 생각과 행동의 변화를 불러온다.

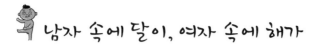# 남자 속에 달이, 여자 속에 해가

Oh샘   빈아! 너 어디 아프니?

다한   선생님! 현빈이 아픈 게 아니라 친구랑 좀 안 좋은가 봐요. 현빈이

는 조용하고 여자처럼 부끄러움을 많이 타잖아요. 조금 야한

말만 해도 얼굴이 빨개져요.

Oh샘   여자처럼 부끄러움을 많이 탄다고? 남자가 부끄러워하면 안 되

는 거니? 남자는 눈물 흘리면 안 돼?

다한   아니, 제 말은 그 뜻이 아니라요. 음. 저…. 아~. 그니까요. 그게

말이죠. 현빈이는 말도 조용조용하게 말하고 얌전하잖아요. 그니

까 여자 같다고요.

Oh샘   여자는 조용조용하고 얌전해야 돼? 여자가 너처럼 활발하고 소

리 지르고 얌전하지 않은 아이도 있잖아.

다한   아~~. 그게요. 그렇다고요. 남자는 저처럼 씩씩하고 힘 있어야

되잖아요. 그게 진짜 남자 아닌가요?

'평생 3번 울어야 해. 남자는 눈물을 흘리면 안 돼. 힘들어
도 힘들다고 말하면 안 돼. '남아일언중천금'이라고 남자는 말
하면 반드시 해내고 약속을 지켜야 해. 계집애처럼 눈물 찔찔
짜면 찌질이야. 남자는 눈물뿐만 아니라 오줌 쌀 때도 흘리면
안 돼.' 등등 남학생들을 가르치다 보면, 남자는 반드시 이래야

한다는 표현이 만연하다. 이러한 강요적이고 억압적인 표현은 남자뿐만 아니라 여자에게도 적용된다. 여자는 '조용조용 이야기해야 한다. 조신해야 한다. 입 벌리고 웃으면 보기 좋지 않다. 짧은 머리는 남자같이 보이니 하지 마라.' 등이 있다. 남자와 여자는 뭐가 다르기에 이렇게 말할까. 남자와 여자를 나누는 기준은 성기다.

성기 차이로 나누어지는 남자와 여자는 몸이 다르다. 몸이 다르니 심리적인 것도 달라진다. 남자라고 해서 오로지 모든 것이 양(陽)으로, 여자라고 해서 모든 게 음(陰)으로 이루어져 있지 않다. 심리적으로 남성 속에 음이, 여성 속에 양이 있다.

옛 풍습에 남녀가 결혼을 하면 청실홍실을 엮어서 문 앞에 걸어두었다. 지금은 결혼할 때 양쪽 부모님께 절하는 폐백에서 볼 수 있다. 폐백음식을 청실홍실로 엮는다. 청실홍실은 남자와 여자가 만나 부부가 된다는 것을, 하늘과 땅 그리고 친지들에게 알리는 신호다. 청실과 홍실을 잇는 것은 여자와 남자의 음양조화가 이루어짐을 뜻한다.

아이가 태어나면 여자아이에게는 빨간색을, 남자아이에게는 파란색을 입힌다. 이것도 음양의 보완이다. 남자는 양기라 빨간색이고, 여자는 음기라 파란색이다. 빨강은 빛의 발산이고, 파랑은 빛의 흡수다. 여자는 음이며 수렴(움츠러든다)이고, 남자는 양이며 발산(내뿜는다)한다. 따라서 여자아이에게는 빨간색을, 남자아이에게는 파란색을 입혀 음양조화를 맞췄다.

동양에서 음양은 태극이다. 우리나라 국기 이름이 태극기다. 태극은 음양을 상징하는 땅과 하늘이다. 자연 사물의 음양은 달과 태양이다. 양인 태양은 밝고 환하다. 음인 달은 어둡고 차갑다.

봄, 가을, 겨울의 태양은 따뜻하다. 따뜻함은 포근하고 새싹을 돋게 하며 꽃을 피우게 한다. 하지만 여름날의 태양은 너무 뜨거워 시원하게 식혀주는 밤이 없다면 땅은 메말라 농사도 못 짓게 되고 생명을 타 죽게 할 것이다. 열기를 식혀주는 음인 비가 없다면 대지는 마른다. 반면에 음인 달은 밤에 뜬다. 밤은 태양처럼 명확하거나 확연하지 않기에 오래 머물면 혼란에 빠진다. 태양이 환히 비추니 세상이 명확하고 선명하다. (고혜경 작가의 『나의 꿈 사용 설명서』中에서 발췌)

양은 보이는 것이며 만져지는 것이고 음은 직감적이며 느끼는 것이다. 양은 밝으니 명확하다. 목표를 명확하게 잡으니 과녁을 뚫듯이 목표를 향해 나아간다. 분석하면서 논리적이며 이를 증명하기 위한 이성을 작동시킨다.

반면에 음은 논리와 반대인 감성적이며 감정적이다. 질서보다는 무질서와 혼돈 속에서 창조성을 발휘한다. 양의 지나친 논리와 이성은 음의 감성과 감정 없이는 딱딱하고 견고해져 융통성을 발휘할 수 없다. 음의 지나친 감성과 감정은 양의 논리와 이성 없이는 질서를 잡을 수 없다. 음과 양은 따로 떨어져 살 수 없다. 한낮의 태양이 있으면 태양의 열기를 식혀주는 밤이 있어야 하며, 밤의 차가움은 한낮의 태양의 열기로 녹여주어야 한다.

남자아이도 내면에 음(감성적인 마음)이 있으며, 여자아이도 내면에 양(활발하고 명확하고 확고한 힘)을 가질 수 있다. 음은 양 없이 존재할 수 없으며, 양 또한 음 없이 있을 수 없다. 고로 음과 양은 따로 떨어져 지낼 수 없는 우주의 질서다.

7교시

너희 변태 아니야

매일 자주색 사고 싶어요

　학생들에게 남성과 여성을 뜻하는 단어인 'male'과 'female'을 설명했다. 그때 한 학생이 말했다.

재혁	선생님! 상현이가 매일 자주색 사고 싶대요.
Oh샘	자주색 사고 싶으면 사. 뭐가 문젠데?
재혁	아니, 그게요. 크큭크큭, 노란색 사고 싶대요.
Oh샘	노란색 사~. 사면 되잖아? (갸우뚱)

　뭔가 이상하다 싶어 무슨 뜻이냐고 물었다. 뜻을 물었더니 얼굴이 빨개지면서 속뜻을 이야기했다. '매일 자주색 사고 싶어.'를 빨리 발음하면 '매일 자주 색스(섹스)하고 싶어.'라는 뜻이고, '노란색 사고 싶어.'를 빠른 발음으로 하면 '너랑 색스(섹스)하고 싶어.'라는 뜻이란다. '나 매일 섹스하고 싶다. = 자주 섹스하고 싶다.' 아이들은 'male'과 'female'을 섹스로 연결했다.

　섹스는 남녀를 구분하는 말이다. 남자나 수컷은 'male', 여자나 암컷은 'female'이다. 'male'은 'macho, masculine'에서 왔다. 우리가 흔히 말하는 마초는 '상남자나 남자다움'으로 힘 있는 남자(masculine), 힘(power)을 써서 일하는 존재다.

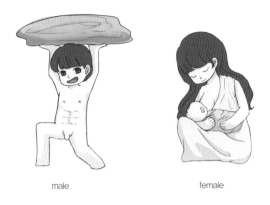

male   female

▲ 'male'은 힘 있는 사람, 'female'은 젖먹이는 존재다.

'female'은 'fe'와 'male'이 결합된 단어다. 'fe'는 'suckle(젖을 먹이다, 양육하다)'이다. 즉 'female'은 '젖을 먹이는 존재'라는 뜻이다. 남자는 매일 매순간 섹스를 생각하는 존재이니 'male', 여자는 매달 한 번씩 마법에 걸리는데 철(Fe)이 필요해서 'Female'인가, 라면서 농담으로 말했다. 어떤 남학생이 손을 들어 보충설명까지 덧붙인다.

예찬   선생님! 여성이 아이에게 젖을 먹이려 해도 철(분)(Fe)이 필요하고요. 여자는 남자보다 철이 빨리 든대요. 그래서 'female' 아닌가요?

환희   'male'은 매일 섹스하고 싶어요! 그래서 'male'이에요~!

아이들은 책상을 두드리고 맞다고 휘파람을 불며 환호성을 친다.

서준   선생님, 근데 매일 섹스하고 싶은데 저희는 왜 섹스 못해요?

Oh샘   섹스하려면 먼저 장소가 필요하잖아. 어디서 섹스할 거야?

준서   어…. 모텔에서요.

Oh샘   무슨 돈으로?

준서   엄마한테 용돈 타서요.

Oh샘   그럼, 용돈 타면 다 모텔비로 쓰겠네.

서준   매일은 못하고 가끔 하겠네요~.

Oh샘   모텔은 19세 미만 이용 불가인데.

서준   어…. 화장실? 옥상? 엄마 아빠 없는 빈 집~?

우석훈과 박권일이 쓴 『88만원의 세대』에 나오는 장면을 각색했다. 약간 과장된 부분이 있으니 적당히 봐주길 바란다.

[1장]

첫 섹스의 경제학   동거를 상상하지 못하는 한국의 십 대, 첫 섹스는
왜 슬픈 걸까?

16살 딸   엄마, 나 임신했어. 그래서 같이 살기로 했다.

프랑스   오, 축하해~. (박수) 너, 어떻게 할 거야?

한국 미친×, 집안 망신이란 망신은 다 시키고 있네! 어디서 애를 배 가지고 와서 얘가…! 대체 어떻게 놀았는데 그래?! 나가! 너 같은 새× 꼴도 보기 싫어! 어디 가서 내 딸이라고 말도 하지 마! 당신이 애 교육 제대로 못 시키니까 그런 거 아니야.

(2장, 집안싸움의 경제학 : 엄마와 아빠의 교육 철학 다툼으로 이어집니다.)

사람은 14살부터 섹스를 원한다. 남자들의 경우 생물학적으로 16~18세 사이에 성적인 에너지가 가장 높다. 이 연령대 때 성충동은 살인충동만큼 높다고 말하는 의사들도 있다. 1920년대까지는 이 연령대에도 섹스를 했다. 우리 할머니는 14살에, 할아버지는 16살에 결혼하여 8남매를 낳았다. 할아버지와 할머니 때에는 가능했던 이팔청춘의 섹스와 결혼이 지금은 왜 사회적으로 금지하며 가능하지 않게 되었을까?

그 중심에 있는 이유는 경제력이 없기 때문이다. 상식적으로 십 대와 이십 대가 벌 수 있는 돈은 차이가 크다. 독립하려면 먼저 집이 있어야 한다. 집 구하는 것도 어려운데 월세며 온갖 생활비를 내면 마이너스다. 가난하면 결혼도 할 수 없다. 내 몸 가누기도 힘든데, 사랑하는 사람과 자식을 책임질 미음의 여유가 없기 때문이다. 십 대가 섹스할 수 없는 이유 중 돈이 차지하는 비중은 크다.

성욕이 없으면 아픈 거야

'Content(내용물, 만족하는)'에 '-s'가 붙으면 여러 가지 내용이 포함된 'contents'가 된다. '컨텐트 또는 컨텐츠'라고 발음한다. '컨텐츠'에서 '텐트'로, 자동으로 성적인 연상을 한 학생이 질문한다.

현빈 선생님, 남자는 아침마다 왜 텐트를 쳐요. 아침에 일어나면 성욕이 일어나서 학교 오기가 힘들어요.

보경 그래서 네가 맨날 지각하는 거야.

Oh샘 네가 살아있으니까. 네 나이에 텐트 안 치면 아픈 거야.

성은 좋은 것도 나쁜 것도 아니다. 그냥 자연이다. 동물도 암컷과 수컷이 있고 식물도 씨가 땅에 떨어져 내려 다시 태어나듯이 말이다. 호르몬이 한창일 때 성 에너지와 정을 매일 소비하면 나이가 들었을 때, 정작 써야 할 때 쓸 정이 없을 수도 있다.

자동차를 예로 들어보자. 기(氣)에 해당하는 것은 형태를 말한다. 즉, 차의 모양이다. 그렇다면 정은 어디에 해당할까? 차가 움직이려면 엔진이 필요하다. 엔진의 성능에 따라 차가 빨리 갈 수도 있고 산을 오르기도 한다. 또 거친 사막을 건너기도 한다. 그런 엔진에 해당하는 것이 바로 정(精)이다. 정의 성능이

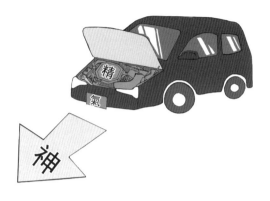

▲ 자동차에 비유한 정기신

좋아야 몸의 근육질도 단단해지고 허벅지도 탄탄해지며 복근도 불끈불끈해진다. 머리도 총명해지고 치아도 단단해지고 머릿결이나 얼굴에 윤기가 나며 눈에 광채가 난다.

그러다가 정에 해당하는 엔진이 부실해지면 몸도 허약해진다. 자동차가 잘 달리려면 엔진을 낭비하지 않아야 하듯이, 정을 마구잡이로 사용하면 몸에 무리가 온다. 정작 써야 할 때 쓰지 못한다. 그래서 공부할 때 집중하지 못하고 늘 피곤하다. 성은 건강할 때 잘 지켜야 한다.

또한 신(神)은 방향을 가리키는 내비게이션에 해당된다. 몸이 자동차고 정이 엔진이면, 신은 몸이 가야 할 방향을 알고 가는 것이다. 날마다 살아가는 여러분은 하루의 방향이 있고 일주일, 한 달, 일 년, 삼 년, 오 년…. 이렇듯 시간이 흘러 성인이 되면 또 방향이 달라진다. 삶의 방향을 가는 것이 신이다. 신이란 정신이고 마음이며 영혼이다. 즉, 성이란 성욕만 뜻하는 게 아니라 삶을 추동하는 에너지다. 동양에서는 이것을 '정기신(精氣神)'으로 표현했다.

성욕은 성행위가 아닌 다른 형태로 쓰인다. 다시 말해서 일상생활의 활동에 성에너지가 쓰인다는 것이다. 우리가 숨 쉬고 보고 듣고 말하고 먹고 자고 활동하고 휴식을 취할 때, 즉 삶의 모든 활동에 쓰는 게 성이고 에너지다. 생각하는 데도 에너지를 쓴다. 그래서 어려운 걸 배우거나 공부를 많이 하면 머리에서 열이 난다. 모든 에너지가 머리로 갔기 때문이다. 천자문을 하루 만에 만들어오라는 명령을 받은 신하가 하룻밤 만에 검은 머리가 백발이 되었다는 옛이야기도 있다.

몰랐던 수학문제를 연습해서 풀 수 있게 되었다든가, 노래 연습을 해서 가족에게 불러주었다든가, 그림을 그린다든가, 요리를 해서 가족과 함께 먹는다든가, 요리하는 것을 보여주는 유튜브 활동을 한다든가 등등 이런 것들도 모두 성적인 에너지를 쓰는 일이다. 성욕이 부족하면 무엇을 하고 싶은 마음도 없고 무기력하게 된다.

성욕은 삶의 추동력이고 발산하는 에너지다. 인간에게 동기를 부여하는 가장 위대한 힘 중의 하나다. 그만큼 성욕은 세며 살아 움직이는 에너지다. 자신이 하고 싶은 일에 에너지를 쏟는 근원적인 것도 성욕과 연결된다. 사춘기이자 질풍노도의 성장기를 거치면서 자신만 그런 욕구가 일어나는 게 아니다. 누구나 성욕이 일어나는데 그런 성욕을 어떻게 해소할 것인가는 전적으로 자신의 선택이다. 성욕을 어디에, 어떻게 사용하느냐에 따라 삶의 방향이 달라진다.

성욕이 일어나는 것은 살아있는 생물로서 자연스러운 현상이고, 자연 그 자체가 성욕이라고 말할 수 있다. 자신의 몸을 억압하고 학대할 것이 아니라 그런 욕망을 어떻게 해소하고 대처해야 할지는 책을 찾아보고 질문해야 한다. 성욕을 해결하느라 허투루 쓰는 시간을 반만이라도 자기 일을 위해 사용한다면 삶은 많이 달라질 것이다.

성욕을 바르게 사용하면 자존감이 올라간다. 몸으로 쾌락을 푸는 데는 한계가 있다. 그러나 몸을 써서 마음과 정신을 성장시키다 보면 스스로 안다. 모든 만물은 음과 양으로 이루어져 있다. 낮이 있으면 밤이 있고, 여자가 있으면 남자가 있듯이 몸으로 푸는 쾌락이 있다면 정신과 마음을 성장시키는 쾌락도 필요하다. 그래야 몸과 마음이 균형 있게 성장하여 괜찮은 어른이 될 수 있다.

춘향이랑 몽룡이는 중학교 3학년때 배맞았더래요

세현   선생님, 선화공주나 춘향이랑 몽룡이는 중학교 3학년에 결혼했
던데 우리는 왜 못해요?

Oh샘   어, 그때는 16살이 성인이었거든. 너넨 지금 미성년자고. 걔넨
16살에 돈도 벌고, 한 집안의 가장이었어. 혹시 영화 <군도> 봤
어? 거기서 주인공인 돌무치가 18살이야.

추비   헐~. 완전 늙어 보이던데요~.

Oh샘   1862년이었어. 그때, 평균수명이 40대 초반에서 50대였어. 그
러니까 18살이면 아빠고, 어른이고 자기가 책임을 질 수 있는
나이야. 그런데 넌 책임질 수 있어?

상연   어휴, 엄마한테도 못 벗어나는데 책임은 무슨….

    한국 고전 『춘향전』에서 이몽룡과 성춘향이 서로 눈이 맞
아 사랑을 나눈 나이는 이팔청춘 16살이었다. 서양고전인 『로
미오와 줄리엣』에서도 첫 눈에 반해 목숨을 걸고 사랑을 했던
나이도 한국 나이로 16살이었다. 조선시대에는 세자빈이 궁에
들어갈 나이가 13살이었다. 하지만 주변에선 그 누구도 섹스
를 했다는 걸로 놀라지 않는다. 왜? 어른이었으니까.

    당시엔 아이에서 바로 성인으로 넘어갔다. 청소년이란 단

어조차 없었다. 때가 되면 어른이 됐다. 16살에 결혼해서 18살에 애 낳고 부모가 되는 건 일상이었다. 그때 부모가 되어도 아무 문제가 없었다. 농경사회였고, 남자는 아버지 밑에서 일을 배우고 여자는 시어머니 밑에서 가사를 배웠다.

지금 중고생들은 어른이 아니라 청소년이다. 혼자 자립할 사회적 제도가 뒷받침 되지 않았다. 그러다 보니 몸은 왕성한데, 현실은 아이 대하듯 보호 아래 통제 받는다.

Oh샘   왜 섹스를 하고 싶어?
학생 1 야동처럼 황홀함을 느끼고 싶어요!
학생 2 여자 가슴을 만져 보고 싶어서요.
학생 3 진짜 해보면 어떨까 궁금해서요.

아이들에게 왜 섹스를 하고 싶냐고 물어봤다. 가장 큰 이유는 호기심이었다. 진짜 하면 어떨까? 여자의 몸을 진짜 만져보면 어떨까? 그렇게 황홀한가? 정말 야동처럼 신음을 내뱉나? 그러면서 정말 좋아하나? 결국 미디어의 영향이 제일 컸다. 보는 것이 믿는 것이라고, 야동을 자꾸 보다 보니 실제로도 그럴 거란 망상에 젖어 있었다.

Oh샘   진짜 해보면 어떨 거 같아?

시온   좋을 거 같아요!

Oh샘   그래, 좋아. 그럼 좋으면 계속 만나고 싶겠네? 그럼 계속 만나
       면, 학교는? 학업은?

시온   음···. 학교는 다녀야죠.

Oh샘   학교도 다니고, 섹스도 하고. 바쁘네~? 그럼 너 그 여자 계속 만
       나면서 공부할 수 있어?

시온   못하죠···. 그래도 학교는 다녀야 하고, 대학도 가야 하니까요.

Oh샘   그래서 너희가 할 수 없는 거야.

십 년이면 강산이 변하고
백 년이면 섹스가 바뀐다

세찬 학교를 왜 다녀야 돼요?

Oh샘 엄마랑 처음 언제 떨어져 봤어?

세찬 어린이집에 갈 때요.

Oh샘 어린이집 가고 난 후에는?

세찬 유치원이요, 초등학교요, 중학교요, 고등학교요, 대학교요. 그리고 취직! 결혼은 취직하면 하구요.

Oh샘 그러니까 너희가 학교에 다니는 거야. 태어날 때부터 너희들은 이미 사회적으로 일생이 세팅(setting)이 돼 있어. 이걸 전문용어로 '사회적 알람'이라고 해.

앞서 언급했듯이 나의 할아버지와 할머니가 태어났던 시대는 1910년에서 1920년대였다. 당시에 태어난 거의 모든 남녀는 십 대 후반에 결혼하고 섹스를 하며 아이를 낳아 어른이 되었다. 지금은 십 대에 섹스하고 결혼하고 아이를 낳는 것이 거의 불가능해졌다. 백 년 사이에 한국사회가 뒤집어지다시피 급변해버렸다.

나의 계획과는 무관하게 사회에서 의무적으로 받아야 하는 교육들이 나타났다. 초등학교만 의무교육으로 받을 때는 초등학교를 졸업한 후 결혼이 가능했다. 하지만 점점 교육열이 높아지기 시작했고 중학교, 고등학교로 올라갔다. 지금은 대학교까지가 기본이다. 그러다 보니 대학교는 졸업하고 결혼해야지 하던 것도, 취직하고 결혼해야지로 바뀌었다. 취직하고 나면 거의 서른이 된다.

현재의 중·고등학교에서의 교육은 거의 대학교에 가기 위한 과정이다. 공부하기 싫어도 남보다 공부를 잘해서 대학교를 나와야 한다. 그래야 좀 더 안정되고 돈을 많이 벌 수 있다는 한국 부모의 인식 탓이다. 자녀에게 공부를 강요하기에 아이들이 서로 만나 연애하고 섹스하는 시간을 허용하지 않는다.

또 우리사회는 어린이와 청소년은 보호해야 한다고 강조한다. 보호라는 말 속에는 통제와 감시가 함축되어 있다. 『호모에로스』를 쓴 고미숙 님은 다음과 같이 말한다.

"왜 어린이는 일방적으로 배려를 받아야만 하는가? 어린이는 어린이 나름의 힘과 능력으로 타인과 세상을 얼마든지 배려할 수 있다. 왜 어린이의 특권은 오직 받는 것에만 있다고 여기는가?(중략) 세상에는 사랑을 나눌 수 없을 만큼 나약한 존재도 없고, 사랑이 필요 없을 만큼 강한 존재 또한 없다! 무엇보다 그런

식의 일방적 배려는 어린이들을 행복하게 해주기는커녕 불행으로 이끈다는 사실이다. 왜냐하면, 거기에 길들여지다 보면 타인과의 관계를 맺는 능력을 완전 상실하게 되기 때문이다. (중략)

좋은 것이 많으면? 그게 바로 독이다! 모자라는 것보다 더 나쁘다. 그러니까 지금 어린이들은 사랑의 이름으로 엄청난 양의 독을 주입당하고 있는 셈이다.(중략)

요즘은 성인이 되어서도 여전히 부모의 그늘을 벗어나지 못하는 '철딱서니 없는' 청년 및 성인들이 수두룩하다. 정신적 수준이 어린이의 상태에서 딱 멈춰 버린 것이다. 이런! 그런 재앙이 자식에게만 그칠 리 없다. 자식의 성장을 가로막은 대가로 부모의 삶 역시 심각하게 퇴보할 수밖에 없다."

어리고 나약하고 공부하는 청소년은 보호해야 한다고 말한다. 무조건적인 사랑을 줘야 한다고 외치는 사회는 20세 이전의 아이, 초등생, 중고생을 주체적인 인간이 아닌 보호 받아야 하는 나약한 존재로 길들이고 있다.

20살이 되어서야 겨우 성인 취급을 받고 섹스, 임신, 투표, 자기 이름 앞으로 주택구입을 할 수 있는 나이가 된다. 2022년 고등학생의 약 73.3% 정도가 대학교에 진학한다. (2023 청소년통계,

그렇다 보니 사실 20살이 되어서도 완전한 독립은 먼 나라의 이야기다. 대학은 자격증과 취업을 위해서 거쳐야 하는 단계로 여기는 사람들이 많다.

부모가 지원해주는 등록금과 용돈(알바를 한다고 해도), 그리고 학자금대출로 평균 5~7년 동안의 대학시절과 취업준비를 하면서 20대 시절을 보낸다. 하물며 대학교를 졸업하고도 자신의 밥벌이를 하기보다는 안정적인 직장에 들어가기 위해 부모님께 손을 벌리고 고시촌에서 몇 년씩 보내는 경우가 많다.

20대 남자는 군대와 취업준비로, 여자 또한 취업준비로 20대의 에너지를 모두 쓴다. 사랑하고 결혼하려면 둘이 살 공간이라도 마련하고 돈을 벌어야 하는데, 그것도 취업이 되었을 때에야 가능한 일이다.

사랑하고 섹스하고 돈 벌고 가정을 꾸리려면 거의 20대 후반에야 가능하니, 이팔청춘에서 약 15년이 지난 후에야 겨우 경제적으로 온전히 독립할 수 있는 사회구조다. 사회에서 인정해주는 부부는 20대 이상의 남녀 성인이 결혼했을 때 사회적인 제도(신혼부부 우선 주택구입, 건강보험 등)를 이용할 수 있다. 스무 살 이전에 섹스하고 결혼한다 해도 힘들 수밖에 없는 사회구조다.

교육이 돈으로 환산되는 자본주의

+

사회적 알람

↓

이팔청춘이 섹스를 할 수 없는 이유

과거 1차산업인 농경사회에서는 힘을 써서 농사를 지었다. 15, 16세가 되면 섹스하고 결혼하고 아이를 낳아 키울 수 있었다. 농경사회에서는 자식이 곧 노동력이고 공동체와의 연대이며 노후연금이었다. 그러나 1950년대 이후 급속한 2차산업의 발달, 1980년대 3차산업인 서비스 산업이 발달하면서 경제가 성장했다.

2000년대 들어 신자유주의가 들어서자 모든 가치를 화폐로 인식하게 되었다. 교육은 곧 신분상승이 되었고, 십 대는 모두 대입과 취업을 위한 준비기간으로 바뀌었다.

중고생 시기에 오로지 대입을 위한 공부로 몸과 에너지를 쓰라고 강요하니 아이들의 독립성과 자율성은 부모의 허락이 있을 때만 가능하다. 부모는 자녀를 보호한다는 명목 아래에 좋은 성적을 받고, 좋은 직장에 가라고 압력과 통제를 가한다. 그러니 감히 이팔청춘이 섹스를 꿈꿀 수 있겠는가? 부글부글 끓어오르는 성호르몬은 스마트폰이나 게임, 야동을 보는 것으로 갈 수밖에 없다.

섹스하고 싶으면 학교를 그만두고 돈을 벌어야 한다. 그럴 용기도 책임감도 없다면 그냥 공부나 하자. 너무한 거 아니냐고? 공부는 나중에 돈을 벌 수 있는 수단이 될 것이다. 공부가 우리를 책임질 테니까…. 모든 행동에는 책임과 감당이 따른다. 자기 몸 하나 감당을 하지 못하는데 혹여나 실수로 다른 생명이 생긴다면 그 뒷감당은 온전히 본인 몫이다.

'섹스하고 싶으십니까? 감당할 수 있겠습니까?'

감당할 수 없다면 발도 들여놓지 말자.

8교시

남자가 남자에 게

어른이란 성관계가 가능한 나이

아들　아빠, 나 꼬추가 섰어. 꼬추가 왜 서?

아빠　어른이 돼가는 거야.

아들　우와, 나 어른 돼?

아빠　어른이 되려면 어떻게 해야 할까?

아들　어, 아빠처럼~?

아빠　(기대하며) 아빠처럼?

아들　술 마셔!

아빠　끄응…. 그건 스무 살 넘어서 하는 거야.

　'어른'은 '어르다.'에서 왔다. '어르다.'는 '얼우다.'가 변형된 옛말이다. '얼우다.'는 '남자와 여자가 몸을 합하다.', '사랑을 나누다.', 즉 '성관계 하다.', '섹스하다.'라는 뜻이다.

　조선시대의 유명한 기생이자 시인인 황진이가 쓴 시조다.

　　"동짓달 기나긴 밤을 한 허리 버혀내여
　　춘풍 이불아래 서리서리 너헛다가
　　얼운님 오신 날 밤이여든 구뷔구뷔 펴리라."

　여기에서 '얼운님'이 바로 사랑을 나누는 대상을 말하며, 사랑을 나눌 임이 오면 밤새도록 섹스를 한다는 뜻이다.

풍류시인 '임제'의 시조다.

"북천이 맑다커늘 우장비옷없이 길을 나니

산에는 눈이 오고 들에는 찬비로다

오늘은 찬비 마즈니 얼어 잘가 하노라."

기생 찬비에게 '오늘 밤 사랑을 나누며 자는 게 어떤가?'를 묻는 마지막 구절에 '얼어'가 바로 '섹스하다.'를 뜻하는 것이다.

신라의 『서동요』에도 있다.

"선화공주니믄

남 그스기 얼어 두고

맛둥 방을

밤의 몰 안고 가다."

현대적으로 해석해 보면 '선화공주님은 남 몰래 사랑을 나누려고 서농의 방을 밤에 은밀히 찾아 간다.'가 된다. 여기에 나오는 '얼어 두고'라는 말은 '섹스하다.'라는 뜻이다.

'얼우다.'라는 동사에 접미사 'ㄴ'이 결합된 '얼운'이 변형되어 '어른'이 된 것이다.

옛 어른들은 나이가 아무리 많아도 결혼하지 않은 사람은 아이취급을 했으며, 나이가 적어도 결혼하면 어른으로 대접했다. 이유는 어른이란 몸과 마음이 성숙해 사랑할 자유를 가지고 동시에 그에 따르는 의무와 책임을 다하는 사람이란 뜻이다. 나이가 많고 적음보다 중요한 건 얼마나 책임감 있는 행동을 하는가이다.

결혼하면 남녀가 한 가정이라는 공동체를 책임지고 운영하는 사람이 되기 때문이다. 어른이 된다는 뜻은 성행위를 할 수 있는 시기가 되었다는 의미다.

아빠   어른이라는 건 자기 몸을 사랑해 주는 거야.

아들   내 몸을 사랑해? 어떻게?

아빠   꼬추에게 감사해. 꼬추가 설 때마다 서줘서 고맙다고 그래.

아들   왜?

아빠   꼬추가 서는 건 네가 어른 될 준비를 하는 거니까.

아들   꼬추가 서는 거랑 내가 어른 되는 거랑 무슨 상관인데?

아빠   꼬추가 서는 건, 너 혼자 설 수 있다는 거야~.

아들   오오! 그럼 아빠는 이제 꼬추가 안 서? 엄마한테 독립 못하잖아~.

아빠   아, 아니… 그건…. (식은땀)

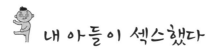# 내 아들이 섹스했다

Oh샘   무슨 일 있어? 얼굴 표정이 안 좋네.

영희   …그, 내 아들이 집에서 섹스를 했대.

Oh샘   몇 살인데?

영희   고등학교 3학년. 이제 올라갔어. (머리를 감싸 쥐면서)

 실례   **사건 파일 : 2018. 5. XX**

일찍 퇴근한 남편이 문을 열려고 하는데 안에서 문이 잠겨 있었다. 이상하다 싶어 문을 덜커덩 거리기를 몇 번, 아들이 팬티만 입고 당황한 얼굴로 아빠를 보며 말했다.

— 아빠, 잠깐만 기다려요.

한참을 기다린 남편은 문이 열리자 집 안으로 들어갔다. 그런데 화장실에 웬 여자애가 있었다. 알고 보니 아들의 여자친구였다. 순간 당황한 남편이 아무 말도 못하는 사이 아들은 말끔하게 옷을 갈아입고 나왔다.

— 아빠, 제 여자 친구예요.

— 안녕하세요.

푹 고개를 숙인 여자 친구의 어깨를 감싸고, 아들은 집 밖으로 나갔다. 당황한 남편은 뭐라 말도 못하고 나가는 아들의 뒷모습만 바라봤다. 아내인 내가 돌아오자 남편이 서둘러 붙잡고 물었다.

— 이럴 때 대체 어떻게 하지?

— 그래도 아들이니까. 같은 남자인 당신이 말해야 더 좋지 않겠어?

남편을 진정시켜서 아들에게 보냈다. 아들과 이야기를 하고 남편이 돌아왔다. 조금 허탈해 하면서 답답한 표정으로 말했다.

— 섹스하고 싶어서, 여자 친구에게 물었대. 개도 좋다고 했고, 집에서 했다고. 그리고 피임은 제대로 했다고 말하더라.

— '근데 왜 집에서 해?' 이렇게 물어봤어….

— 그럼 어디서 하냐고 물어보는데, 순간 할 말이 없더라. 모텔은 지저분하고 몰카 위험도 있다고. 너무 당당해서 내가 잘못한 줄 알았어. 그래서 상대가 거부하면 안 되

이 이야기를 듣고 집에 와서 24살인 딸에게 물어봤다.

Oh샘   넌 이거 어떻게 생각해?

딸   완전 싫은데. 개망나니가 따로 없네.

그리고 며칠 뒤에 딸이 다시 와서 말했다.

— 고등학교 3학년이고 아직 부모한테 독립도 못 했잖아. 성욕은 이해하는데 내 집에서 일어난 일이면 불쾌하고 무례한 일이지. 만약 내 아들이면 쫓아내. 어디서 감히 내 집에서. 집이라는 건 일단 엄마, 아빠가 사는 곳이고 자식은 그 안에서 부모에게 붙어 사는 그런 공동체잖아. 정 그렇게 하고 싶었으면 자기 방값 정도는 내고 하던가.

예를 들면 알바를 해서 방세나 수도세, 전기세 같은 거라도 내면서 하면 별 할 말이 없지. 근데 아무것도 없이 그냥 하는 거랑, 내가 내 돈 내고 어느 정도 내 공간에 책임지고 하는 건 책임의 무게가 다르지. 스스로 자신을 책임지는 독립적인 어른이 되었을 때 하는 게 스스로나 상대에게 예의가 아닌가?

이런 이야기를 수업시간에 들려주었다. 남중생들이 어떻게 생각하는지 의견을 들었다.

— 와~~ 그 형, 부럽다.

— 피임했으면 되지 않나요?

— 아빠가 눈치 있으면 피해주셨어야죠.

— 제가 아빠 같으면 문자로 '천천히 해.'라고 할 것 같아요.

— 제가 그 아들 같으면 문 앞에 '쉿~ 섹스 중. 방해금지'라고 썼을 것 같아요.

— 집에서 했으니 더 안전하지 않나요?

아이들은 오로지 섹스만 하면 된다는 식이었다. 섹스하고 난 다음에 뒷감당은 생각하지도 않고, 책임도 전혀 없었다. 무엇보다 피임만 하면 다 상관없다고 생각하는데, 피임이 임신을 100퍼센트 피할 수 있는 건 아니다.

성관계를 하면 여자는 언제든 임신이 가능하다. 월경주기로 하는 자연피임법이나 질외사정으로 임신을 피할 수 있지만 100퍼센트 확신할 수 없다. 남자가 사정하기 전에 나오는 쿠퍼액으로도 얼마든지 임신이 가능할 수 있으니까. 요도에 있는 정액이 쿠퍼액을 타고 올라와 질 안으로 들어갈 가능성이 있다.

난자는 배란된 후 12시간에서 24시간까지 살 수 있고 정자는 3~5일 정도 질이나 자궁에 살아남아서 난자와 결합할 수 있다. 한 번 사정을 하면, 약 7일에서 12일 동안 임신이 될 수 있다. 정자가 질 안으로 꼭 들어가야 임신이 되는 것도 아니다. 정액이 여자의 외음부에 닿으면 정자가 외음부액을 타고 질 속으로 헤엄쳐 들어갈 수 있다.

또 여자는 생리 중에도 임신이 가능하다. 생리를 하고 있는 여성이, 극도의 공포나 생명의 위협을 느낄 때 난자가 배란되기도 한다. 종족보존을 해야 하니까. 그래서 여자는 365일 가임기라는 말이 있다. 난자가 안 나올 시기라고 안심할 게 아니란 이야기다. 그렇게 한 번의 섹스로 여자는 임신이 가능하며, 남자는 아빠가 될 가능성이 있다.

사람이면 성적욕구를 가지는 것은 자연스러운 현상이다. 성관계를 시작하는 시기는 가정환경이나 성장배경, 사회나 문화, 부모님의 생각, 자신의 신념과 가치관에 따라 각각 다를 수 있다. 성관계를 할 것인지 말 것인지 결정하는 것은 자신의 몫이고 책임이다.

우리는 자신의 행복을 추구할 권리가 있다. 헌법 제10조에서 보장하는 인격권 및 행복추구권, 헌법 제17조에서 보장하는 사생활의 비밀과 자유는 타인의 간섭을 받지 아니하고 누구나 자기 운명을 스스로 결정할 수 있는 권리가 있다.

규민   그럼, 저는 제 행복을 위해서 섹스하겠어요~.

Oh샘   그래, 네가 준비가 되면 하렴.

정민   근데 13살 이상이면 성적자기결정권이 있으니까 섹스할 수 있는 거잖아요.

Oh샘   섹스할 권리가 있다고 다 섹스하지 않지. 섹스할 수 있는 능력을 가지는 것과 섹스할 권리가 있다는 것은 달라. 너희들 공부할 권리가 있는데 공부 안 하잖아?

준영   그야. 학교에 다녀도 공부는 해도 되고 안 해도 되잖아요.

Oh샘   그렇지. 학교에 다녀도 공부하는 건 너희들 자유잖아. 부모님 때문에 억지로 하는 경우가 더 많지만.

준영   그럼. 성적자기결정권은 섹스할 수도 있고, 안 할 수도 있다는 건가요?

Oh샘   맞아. 성적자기결정권이 있다고 해서 모두 섹스하지 않아. 하는 사람도 있고 안 하는 사람도 있지. 무엇을 어떻게 해야 할지는 성적 상황에서 결정하는 거야.

    성적자기결정권이란 인간존엄과 행복추구권 및 사생활 비밀과 자유를 근거로 둔다. 다른 사람으로부터 성적행위를 강요 받지 않고 자신이 원하는 성과 관련된 모든 행동을 결정하거나 거부할 수 있는 권리다.

아동청소년성보호법률은 만 13세를 기준으로 한다. 만 13세 미만의 아동과 성관계를 가진 자를 처벌한다. 그래서 13세부터 성적자기결정권이 인정된다고 해석한다. 성적자기결정권을 갖는다고 해서 일찍부터 성적인 경험을 해도 괜찮다는 뜻은 아니다. 가능성이 있는 것과 성관계를 하는 것은 엄연히 다르다.

통계자료에서 보듯 중고생의 성적실천은 평균 13세로 나왔다. 아이들 자신이 스스로 성적행위에 대해 안전하고 책임 있는 결정을 내릴 수 있도록 사회제도적으로 다양한 선택지를 제공해야 한다.

청소년 건강행태 온라인조사 통계

2016년
성관계 경험률 : 4.6% (참여자 : 65,528명)
첫 성관계 시작 평균 나이 : 13.1세 (참여자 : 2,623명)

2018년
성관계 경험률 : 5.7% (참여자 : 60,040명)
첫 성관계 시작 평균 나이 : 13.6세 (참여자 : 2,941명)

성적자기결정권은 단순히 성행위에 대한 권리가 아니다. 성적주체로서의 과정을 경험할 권리다. 십 대들의 성을 억압하고 쉬쉬하면서 하지 말라고만 할 것이 아니다.

십 대들이 모두 학교와 학원을 오가며 공부만 하지 않는다. 아이들을 억압한다고 해서 해결되는 문제가 아니다. 십 대의 섹스할 권리 등 성적권리를 이야기하면 대개 '너희가 뭘 아느냐?', '임신이라도 하면 책임질 수 있느냐?'란 비난을 한다.

십 대도 엄연히 성적존재로 인정해야 한다. 십 대도 독립된 인격체이며 선택 받고 존중 받을 권리가 있다. 한 사람으로서 어떤 상대와 성적만족을 취할지, 아니면 보다 나은 가치를 위해 만족을 지연시킬지는 오로지 개인이 결정해야 할 일이다. 성교육은 내 몸을 지킬 권리다. 성에 대한 지식을 제대로 알아야 성을 사용하고 행복할 권리를 가진다.

십 대에게 알려줘야 할 것은 현실이다. 섹스는 뭐고, 어떻게 하는지 알려줘야 한다. 피임은 왜 필요하고, 섹스하기 전 어떤 준비를 해야 하는지 등 이론보다 실전을 알려주는 게 훨씬 낫다. 스스로 선택하고, 책임져야 한다는 사실을 알려줘야 한다. 충동에 못 이긴 섹스 한 번으로 스스로 감당할 수 없는 현실이 올 수 있다고 알려줘야 한다. 스스로 미리 알고 대처할 수 있도록 도와주어야 한다.

십 대의 성적권리를 인정하고 보장한다는 것은, 성에 대해 잘 알도록 정보를 공유하고 교육의 기회를 만들자는 뜻이기도 하다. 임신을 하게 되면 그에 관한 부담을 사회가 함께 나누고 지원해야 한다. 아이는 부모만 키우는 게 아니라 사회가 같이 키워야 한다.

가정과 사회는 아이들을 자유롭게 키워줘야 한다. 내버려 두는 방종이나 방치가 아니다. 자기 몸과 행동에 책임지는 어른으로 클 수 있게 도와주는 것이다. 그러기 위해선 비난이나 억압이 아니라 정확한 정보를 제공하고 현실을 직시할 수 있게 해줘야 한다. 이런 아이들이 자라 어른이 되면 좀 더 자유롭고 평등한 사회를 만들 것이다.

네 고추가 입을 옷, 네가 챙겨라

수호   콘돔은 덜 느껴진다고 들었는데요.

Oh샘   그럼 콘돔 없이 섹스할래? 콘돔 끼고 섹스할래?

동민   콘돔 끼고 해야죠.

Oh샘   잘 아네. 왜?

재현   아빠가 되기엔 어리잖아요. 저 하나도 감당 못하는데, 애기까지 어떻게….

섹스는 몸과 몸의 대화지만, 그 대화로 다른 사람을 불러들일 수가 있다. 그건 바로 새로운 생명, 아이다. 그러니 다른 사람을 부를 생각이 없다면 반드시 임신을 피해야 한다. 뭘 이렇게 많이 강조하나 지겨울 수 있는데, 그만큼 중요하기 때문이다. 남자여, 콘돔을 좋은 걸로 챙겨라! 네 고추가 입을 옷, 네가 챙겨라.

십 대 청소년 임신은 연간 약 1만1천명이 넘는 것으로 추정된다.(통계청, 2019년) 여자가족부가 지난 2014년 실시한 '청소년유해환경 접촉 종합실태조사'에 따르면 성관계 경험이 있다고 답한 여자 청소년의 21.4%가 임신을 경험했다.(메디컬투데이 2017.06.28) 즉, 성관계를 경험한 청소년 4명 중 한 명꼴로 임신을 경험했다. 2016년 임신을 경험한 학생 가운데 낙태수술을 한 여학생은 81%로, 10명 중 8명이라고 한다.

아일랜드 가족계획연합의 상임이사였던 니알 베한 역시 '낮은 10대 임신율을 보이는 국가들 대부분은 청소년의 성욕구를 인정하고 있다는 공통점을 가진다.'라고 말했다. 대표적으로 네덜란드는 '성에 대한 책임을 청소년 스스로가 느끼게 하는 권한'을 주기 위해 성교육 정책으로 RAP 정책을 추진하고 있다. RAP란 '청소년은 섹스할 권리(right)를 가지며, 사람들은 이를 용인(accept)해야 하고, 청소년들이 참여(participate)하고 발언할 수 있도록 허용해야 한다.'라는 뜻이다.

한국도 청소년의 성욕구를 인정하고 권리를 존중해주는 사회로 나아가야 한다. 가정과 학교, 사회가 십 대들이 성적 존재라는 것을 인정하는 것이 첫걸음이다.

남중학생들에게 콘돔 종류에 대한 동영상을 틀어줬다.

재욱 저건 저기 편의점에서 팔고요, 저건 국내에서 안 팔구요~.

준우 울퉁불퉁한 건 여자가 잘 느낀대요.

Oh샘 그렇게 잘 알면서, 네 몸이나 여자 몸에 대해 아는 게 있어?

진영 자봐야 알죠. (당당)

콘돔은 남자가 할 수 있는 최상의 피임 방법이다. 여자가 먹는 피임약은 여자의 몸에 좋지 않다. 부작용으로 심한 메스꺼움이나 우울증, 배란 이상이 생길 수 있다. 반면 콘돔은 남녀에게 부담이 없는 피임 기구이다. 전문가를 만나 피임법을 들어보면, 어떤 형태의 피임법을 선택하더라도 콘돔은 늘 사용하기를 권한다. 콘돔은 성 질환을 예방하기도 한다.

피임은 섹스를 하는 둘 다 해야 한다. 여자만 챙길 게 아니다. 남자가 피임을 해야 하는 이유는 상대의 배려를 떠나, 자기 자신을 존중하고, 자기 고추를 존중하는 일이기 때문이다.

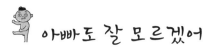

아들	아빠, 책 보니까 자기를 사랑하래. 어떻게 사랑해?
아빠	네 고추를 사랑하고 존중하는 거야.
아들	내 고추를 어떻게?
아빠	네 고추가 설 때마다 고맙다고 하는 거야~.

고추가 선다는 건 어른이 되어간다는 증거다. 어른이 된다는 건 자기가 한 일에 대해 감당하는 것이다. 고추가 설 때마다 스스로 독립할 준비를 해야 한다. 그래서 섰다 안 섰다 하는 것이다. 어른은 항상 서냐고? 그것도 아니다.

옛날, 그러니까 지금의 아빠들이 어렸을 때는 사실 성에 대해 알려주는 사람이 없었다. 배워도 동네 형이나, 성인 잡지에서 여자의 벗은 몸을 보며 여자에 대해 배웠다. 2008년 호주법 폐지 이후로 여성 인권에 대해 사회가 눈을 뜨기 시작했다. 대부분의 아빠는 집안에서 어머니를 함부로 대하는 아버지를 보고 자랐다.

그래서 상대를 함부로 대하다 보니 나를 함부로 대했다. 자존감이니 그런 말 같은 건 들은 적도 없었다. 부부간에 강간이 존재하는지도 몰랐고 성교육은 거의 없던 시대였다. 2018년 미투운동을 계기로 사회의 성적 감수성이 높아지기 시작했다.

아빠들이 알던 성 지식이 틀린 것도 많았다. 그래서 아빠도 자녀와 함께 이야기하면서 성에 대해서 다시 배워야 한다. 어른이라고 완벽하지 않다. 우린 끊임없이 배우고 서로를 알아가면서 성장해야 한다.

배우지 않았으니 모를 수 있다. 모르기 때문에, 내가 한 말이나 행동이 상대에게 폭력이란 것조차 모른다. 지금은 폭력이 부끄러운 시대다. 사회적으로 뉴스에 갑질이 왜 뜰까? 옛날에는 당연한 일이었지만, 지금은 그게 부끄러운 일이다. 왜? 시민의식과 생각이 바뀌어 개인존중으로 사회가 발전하기 때문이다.

사람의 인식이 변해야 사회의 인식도 변한다. 어디에서나 사람은 존중 받을 권리가 있다. 사람뿐만이 아니라 모든 생명이 다 마찬가지다. 남의 아픔에 그저 자기가 옳다고, 계속 무시하고 핍박하는 건 정말 창피하고 부끄러운 일이다. 남의 목소리에 귀를 기울여야 한다.

아들   그거면 돼?

아빠   그리고 네 고추를 함부로 대하지 않는 거야.

아들   내 고추를 어떻게 함부로 대해? 난 내 고추 안 때리는데.

아빠   아무 사람하고 자지 마.

아들   자~지~ 마~?

아빠   아빠, 그렇게 보~지 마~.

엄마   (둘 다 똑같아…)

    남자가 성욕을 풀기 위해 술집이나 오피스텔 걸에게 가서 자는 건 자기학대이고 방치이다. 그렇게 섹스하면 스스로에게 당당하지 않기 때문에 자아 존중감도 내려간다. 그런 섹스를 하고 나면 허탈감이 더 심하게 몰려온다. 좀 더 자극적인 쾌락을 찾기 위해, 과격하게 나아가기도 한다. 그렇게 되면 상대 파트너를 함부로 대하게 된다. 상대를 함부로 대한다는 건, 자신을 함부로 대한다는 증거다. 내가 어울리는 상대는 곧 내 상태이기 때문이다. 상대는 나를 비추는 거울이다.

    아이들이 자신의 성을 긍정하기 위해서는, 부모 스스로 자신의 성을 긍정해야 한다. 어떻게? 내 자지를, 보지를 사랑해야 한다. 아빠는 자지를, 엄마는 보지를 사랑하고 존중하면 아이들도 당연하게 스스로를 존중하게 된다. 아이들은 부모님의 말이 아니라 행동과 생각을 몸으로 습득한다. 내 자식은 자라서 나와 똑같은 부모가 된다.

아들   그럼, 난 누구랑 자?

아빠   네가 사랑하고 존중하는 사람하고 자는 거야.

아들　내가 사랑하고 존중하는 사람인지는 어떻게 알아?

아빠　음, 만났을 때 기분 좋고, 이야기할 때마다 웃음이 나오면 사랑
하는 거야~.

아들　그럼, 나 다환(친구)이 만날 때마다 그러는데 내가 걔를 사랑하는
거야~?

아빠　아, 아니... 어... 어른이 되면 알아!

아들　아빠도 어른이잖아! 어른이면 안다며?

아빠　아빠도 몰라! 여보, 마트 갈게. 뭐 사올까! (집 탈출)

아들　아빠, 어디 가!

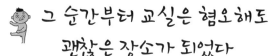

그 순간부터 교실은 혐오해도 괜찮은 장소가 되었다

인사를 하고 수업을 하려는데 한 학생이 질문이 있다면서 흥분된 목소리로 말했다.

재성   선생님! 남자가 남자를 사랑하는 게 죄인가요?
Oh샘   사람이 사람을 사랑하는 게 왜 죄가 될까?
재성   그렇죠, 선생님!

수업을 마치고 재성이를 불러 무슨 일이 있었는지 물었다. 재성이가 두 눈을 반짝이며 흥분된 목소리로 이야기했다. 재성이의 이야기를 들어주고 공감해주자 재성이가 후련한 표정으로 말했다.

재성   어휴. 이제 속이 다 시원하네요. 선생님처럼 마음이 열린 사람들이 많았으면 좋겠어요.
Oh샘   그럼, 너의 이런 의견을 말하지 그랬니? 선생님이라고 다 옳은 건 아니야. 네 의견을 말함으로써 수업을 함께 듣는 친구들이나 선생님도 생각해 볼 좋은 문제잖아.
        세상에는 다양한 의견이 있고 그런 의견에 귀를 기울여주는 사회를 함께 만들어가는 거야. 학생이 선생님께 의견을 이야기하고, 선생님 또한 '우리 학생들이 이런 생각을 하고 있구나.'라고 하며 서로 배운단다. 배움은 서로가 서로에게 스승이자 도반이며 학생이란다. 너의 이야기를 한 번 써 올 수 있니?

다음날 재성이가 말했던 것을 써왔다. 재성이의 허락을 받고 글을 올린다.

*

나는 지난 학교 시간에 진짜 짜증나는 일을 겪었다. 사건은 이러하다. 국어시간에 이용악 님의 '꽃가루 속에'라는 시를 배우고 있었다.

이 시는 내가 꽤 좋아하는 시이다. 왜냐하면 "배추꽃 속에 살며 시 흩어놓은 꽃가루 속에 나두야 숨어서 너를 부르고 싶기 때문에" 구절이 귀엽고 밝고 화사하고 생생한 느낌이 들기 때문이다. 모든 게 좋았다. 그런데 문제는 여기서부터다. 우리는 남자 내레이터가 읽어 주는 시를 들었다. 시가 끝나고 선생님께선

"선생님은 화자가 여자라고 생각해. 내레이터가 여자였음 좋았을텐데. 생각해봐! 남자애가 숨어서 부른대. 남자는 당당하게 말

해야지. 이상하잖아."

라고 말하셨고, 그 순간 나는 더 웃을 수가 없었다.

여자라고 소심하고 조용하고 부끄러움 많은 건 아닌데, 남자도 소심하고 조용하고 부끄러움 많을 수 있는데. 선생님께선 재밌다는 듯이 웃으셨는데 나는 웃지 못했다. 남자나 여자이기 때문이 아니라 한 사람의 특성 때문에 그런 성격을 가지는 건데….

여차저차 시간이 지나 다음 국어 시간이 되고 복습을 했다. 그때 어떤 애가

"남자 화자가 남자에게 고백하는 것일 수도 있죠."

라고 말했다. 그런데 선생님께선 눈을 동그랗게 뜨시더니,

"남자-남자, 여자-여자끼리 좋아하는 건 이상한 거지. 남자-여자끼리 좋아하는 게 정상 아니야?"

라고 말씀하셨다.

208

정말 할 말이 없어졌다. 동성을 좋아한다고 비정상이 되다니. 진짜 마구 화가 났다. 너무 화가 났지만 거기에서 아무 말도 못했다. 선생님이 교실 안에서 성소수자 혐오 발언을 하신 것으로 이미 교실은 '성소수자를 혐오해도 괜찮은 곳'이 되어 있었다.

모두가 웃고 있을 때 나는 왕따가 된 기분이었다. 퀴어 페미니스트(성소수자거나 성소수자 지지자)인 나로선 그 자리에서 내가 아무런 행동도 하지 않았기에 죄책감이 들었고 내 존재가 지워진 듯한 기분이 들었다. 그 시간 내내 너무 불쾌했고 앞으로가 걱정되었다.

*

　재성이가 국어 수업시간에 겪은 사건을 적은 내용이다. 선생님이란 마음을 열고 아이들의 다양한 의견을 들어줄 수 있어야 한다. 아이들이 배우는 건 지식뿐만이 아니다. 선생님의 말하는 태도나 시선, 행동을 그대로 모방하고 배운다. 아이들이 제일 잘하는 건 선생님의 행동을 모방하거나 성대모사를 하는 것이다. 반에 들어갈 때마다 아이들이 내 성대모사를 하느라 정신이 없다.

성원　Oh샘 가라사대~. 너는 숙제를 안 하고 자신에게 복습할 기회를 주지 않았다는 걸 관심 받는 것 같아 쾌락을 느끼냐?

학생들 ㅋㅋㅋㅋㅋㅋ

Oh샘 음, 훌륭하군~.

　다양한 시선으로 말하면 아이도 세상을 넓게 바라볼 수 있다. 존중해주면 아이들도 열린 마음으로 친구들의 의견을 존중하고 수용할 줄 아는 태도를 배운다. 자신이 대접 받은 대로 주변사람에게 행동한다. 선생님은 아이들의 거울이자 또 다른 부모님이다.

　시대는 변하고 시간은 흐른다. 지식도 변하고 시선도 변한다. 내가 배운 내용이 무조건 옳다는 독선은 위험하다. 다양한 시선과 입장에서 해석해야 한다. 나와 다른 의견이 나오는 것은 아이들이 건강하게 자라나고 있다는 의미다. 다양한 의견, 소수의 의견에 귀를 기울이고 토론할 수 있는 장을 열어주는 것이 교사의 역할이며 의무가 아닐까?

같은 남자지만 널 좋아해

수업시간에 장난으로 친구의 가슴이나 허벅지를 만지는 학생이 있다. 그걸 가만히 보고 있는데 이런 대화가 들렸다.

홍민   아, 만지지 말라고. 귀찮다고.

준범   (웃으면서) 난 네가 좋은데….

홍민   내가 싫다고 말했잖아.

친구들 선생님, 준범이 게이인가 봐요.

준범   아니라고. 난 그냥 홍민이가 좋아서 장난친 거라고.

Oh샘   준범아! 상대가 싫다고 말하는데 준범이 너 좋자고 만지는 건 폭력이야.

          사랑은 내가 원하는 것이 아니라 상대가 원하는 것을 해주는 거야. 사랑은 나의 욕망이 아니라 상대를 위한 배려야.

준범   넵. 근데 선생님은 주변에 성소수자가 있어요?

Oh샘   아니. 아직까지는 자신이 성소수자라고 밝힌 친구는 없는데.

준범   선생님은 성소수자에 대해서 어떻게 생각하세요?

Oh샘   우리와 똑같은 사람이야. 네가 홍민이가 좋아서 장난으로 만진다 해서 네가 다른 친구들과 다를 건 없잖아.

          그렇듯이 성소수자는 우리와 같은 사람이고 다만 성적지향이 다를 뿐이야. 내가 남자를 좋아하는 이성애자이듯이 성소수자도 자신의 지향에 따라 사람을 좋아하는 것뿐이야.

'성소수자'라고 하면 흔히 동성애를 떠올린다. 하지만 성소수자는 다양하게 쓰인다. 성소수자를 간단하게 'LGBT'라고 축약하는데, 레즈비언(lesbian), 게이(gay), 양성애자(bisexual), 트랜스젠더(transgender)를 포함한다.

성소수자도 이성애자와 마찬가지로 살아가는 방식의 차이가 있을 뿐이다. 누구와 사랑을 나누는가에 대한 사랑의 한 형태다. 미국 '정신의학협의회'는 동성애가 '질병'이 아닌 '지향(orientation)'이라고 1973년에 공식 발표했다.

즉, 성별이 남자 혹은 여자로 타고나듯이, 성정체성도 '선택'이 아니라 '타고나는 것'이란 이야기였다. 이 발표로 정신의학뿐 아니라 사회 전반에 걸쳐 다양한 제도적이고 인식론적인 변화를 가져왔다.

내가 누구와 사랑을 하고, 어떤 방법으로 성생활을 할지는 남이 간섭할 성질이 아니다. 남자이거나 여자이거나의 차이일 뿐 차별이 아니듯이, 이성애자건 동성애자건 차별할 것이 아니라 다름을 존중해야 한다. 동성애를 향해 '어휴 더러워!', '할 짓이 없어서 그런 사랑을 해.'라는 식의 비하발언은 한 사람의 인격을 모독하는 행위이며 젠더폭력이다.

Tip. 성적지향

성적지향이란 동성애자, 양성애자, 무성애자로 구분된다. 성적취향 혹은 성적성향이라고도 한다. 미국심리협회(American Psychological Association)에 따르면, 성적지향은 한 개인에 대해서 느끼는 매력, 그러한 매력들을 표현하는 행위, 그러한 매력에 대한 표현을 나누는 사람들 간의 공동체 사이의 성격적, 사회적 정체성에 대한 이해다.

성적지향이 사람마다 달라지는 원인을 한마디로 말하기는 어렵고, 유전, 호르몬, 환경적 영향 등의 복합적인 문제로 본다. 대개 이성애가 보편적이다. 성적지향에 대해서는 주로 생리학, 심리학, 성과학, 인류학, 역사학 등에서 다룬다. 성적지향은 개인이 자신을 어떤 성으로 인식하느냐 하는 성정체성과는 구분된다. 성적지향은 자신이 아니라 매력을 느끼는 상대에 따라 결정되기 때문이다. 성적지향이라는 용어는 동성애, 이성애, 양성애 등의 차별을 금하는 법률에서 주로 사용한다.

(출처)

[네이버 지식백과] 성적지향(sexual orientation, 性的志向)

『상담학 사전』, 김춘경, 이수연, 이윤주, 정종진, 최웅용 저, 2016.01.15.

2016년 11월 스페인 마드리드에서 펼쳐진 축구경기 중에 한 선수가 상대편 선수인 호날두에게 'faggot'이라고 했는데 이 비하발언으로 문제가 되었다. 'faggot'이란 고기 경단을 뜻하는 단어로, 동성애자를 비하하는 말이다.

이 문제로 스페인 인권위원회는 정식으로 축구사무국에 문제를 제기했다. 다름을 차별하고 혐오하는 건 표현의 자유가 아니라 명백한 인권침해다. 이처럼 남의 생활 형태를 비하하는 것은 젠더폭력으로 성폭력에 해당한다.

아일랜드는 2015년 5월 세계 최초로 국민투표를 통해 동성 간의 결혼을 합법화했다. '결혼은 성별과 상관없이 법에 따라 두 사람에 의해 계약될 수 있다.'라는 문구를 넣어 헌법을 고칠지에 대한 국민투표를 물었다. 국민들 62.1%의 찬성으로 동성결혼을 합법화한 첫 번째 나라가 되었다.

2001년 네덜란드를 시작으로 2023년 10월 기준으로 35개의 나라가 동성 간의 결혼을 합법화하고 있다. 이제 성소수자들을 종교지도자로 인정하는 기독교회들도 점점 늘어가고 있으며, 그들의 평등과 권리가 제도적으로 확장되고 있다.

사람은 존중을 받아야 한다. 어떻게 살든, 남에게 피해를 주지 않는다면 우리는 어떤 조건과 환경 속에서도 행복할 권리가 있다. 생각과 삶, 문화가 달라도 우리는 서로를 존중해야 한다. 어른이 성소수자를 존중하면, 아이들도 성소수자를 존중한다. 성소수자를 향한 혐오와 폭력은 사람을 향한 범죄다. 언젠가 그 폭력이 부메랑이 되어 자신에게 돌아온다.

글을 마치며

선인장에 손을 대면

딸아이가 세 살 때였다. 처음 보는 선인장이 신기한지, 자꾸 근처로 가려고 했다. 위험해서 "가지 마, 가면 안 돼." 하고 말렸다. 그래도 애가 계속 가려고 하자 지켜보던 남편이 아이의 손을 가지고 선인장 가시에 톡 찔렀다. 그 뒤론 선인장 근처엔 얼씬도 하지 않았다. 장난으로 "저기 가자~." 하면 애가 뒷걸음질을 치고 울면서 도망쳤다.

모르면 호기심이 생기고, 다가가려 한다. 하지만 위험을 알면 더 다가가지 않는다. 나는 아이들의 손을 잡고 선인장 가시에 톡 톡 찔러보고 있는 중이다. 그 덕인지, 아이들이 이젠 가끔 내 잘못된 말에 **"샘, 그건 차별이에요!"** 하고 나를 일깨워 주기도 한다.

교육은 많은 걸 바꾼다. 법으로 막는 것도 한계가 있다. 사람의 도리도, 예의도 다 교육이다. 그래서 나는 아이들을 교육한다. 영어도 가르치지만 삶을 어떻게 살아가야 하는지, 내가 아는 것은 최선을 다해 알려준다.

남자를 위하여

십 대 남자들도 언젠가는 사랑하는 사람을 만나 결혼할 날이 올 것이다. 미래의 어느 날, 멋진 남성이 되고 아이들의 든든한 아빠가 될 것이다. 아빠가 되는 날이 행복했으면 한다.

여자를 자신과 같은 사람으로 알기 바란다. 서로를 존중하고 사랑하길 바란다. 사람을 사랑할 때 나누는 섹스는 기쁨과 쾌락과 행복을 선물할 것이다. 누군가는 딸을 낳기도 할 테고, 누군가는 또 아들을 낳을 수도 있다. 아이를 차별하지 않고 존재로 사랑하길 바란다. 자신을 사랑하고 존중하듯이….

문정희 님의 『남자를 위하여』 시 중에 '남자들은 딸을 낳아 아버지가 될 때 비로소 자신 속에서 으르렁거리던 짐승과 화해한다. 아름다운 어른이 된다.'라는 구절이 있다. 내가 가르친 십 대 남자들이 어쩌다 어른이 아닌 **아름답고 괜찮은 어른**'이 되기를 바란다. 서로의 다름을 알고 존중하면서 괜찮은 남자가 되기를 바라는 마음으로 그들에게 이 책을 바친다.

"몸이 아프면, 마음도 아프다"

우리 집 평화와 건강을 책임지는 최고 인문건강서

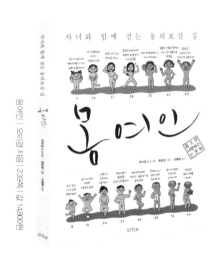

몸여인 | 오미경 지음 | 239쪽 | 값 14800원

동의보감과 음양오행 시선으로 오장육부를 월화수목금토일, 7개의 요일로 나누어 몸여행을 떠난다. 요일별로 오행과 장부의 특성을 익히면서 몸과 마음 다스리는 방법을 배운다. 몸의 장부를 보면, 매일매일 하는 생각의 작용을 모두 알 수 있다. 몸 중에서도 오장(간, 심, 비, 폐, 신)과 육부(담, 소장, 위장, 대장, 방광, 삼초)가 마음과 어떻게 연결되고 작용하는지 오장육부와 인문학 여행으로 자세히 탐험한다.

책 속 주인공인 Oh샘과 다복, 얌체, 황가와 함께 허준 생가를 시작으로 동의보감과 관련된 지역을 직접 방문·체험하면서 몸속 기관의 신비로움과 역할, 기능을 하나하나 익힌다. 허준 박물관, 난타공연, 수영장과 온천, 이순신을 기린 현충사, 조령산 휴양림, 경남 산청의 동의보감촌을 여행하며 각 장부와 관련된 마음작용을 자연스럽게 접하게 된다.

"남편 때문에 힘들다"

부부간 조심해야 할 행동유형 지침서

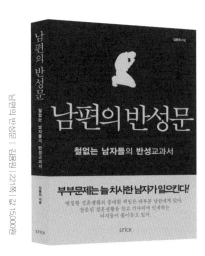

남편의 반성문 | 김용원 | 221쪽 | 값 15,000원

알면 지킬 수 있고, 모르면 망치게 된다. 튼튼한 장막이 되어 삶의 동력이 되어야 할 내 가정과 부부관계는 어떤가. 만일 이상한 마찰음을 일으키거나 멈추어 설 그런 징표는 보이지 않는가. 이 땅에 부부의 이름으로 살다가 실패한 수백 쌍의 실패사례를 통해 성공하는 결혼으로 이끄는 비법을 배울 수 있다.

  과거 다른 어떤 책에서도 찾아볼 수 없었던 소중한 수백 건의 생생한 이혼사례와 좀처럼 볼 수 없는 진귀한 결혼생활을 노래한 국내외 시인들의 재치 번뜩이는 생활 시(詩) 그리고 가족법을 전공한 법학자의 풍부한 부부생활 지식을 통해 당신의 성공적인 결혼생활을 보장한다.

제9요일
이봉호 지음 | 280쪽 | 15,000원

4차원 문화중독자의 창조에너지 발산법 창조능력을 끌어올리는 '세상에서 가장 쉽고 가장 즐거운 방법들'을 소개했다. 제시한 음악, 영화, 미술, 도서, 공연 등의 문화콘텐츠를 즐기기만 하면 된다. 파격적인 삶뿐 아니라 업무력까지 저절로 향상되는 특급비결을 얻을 수 있다. 무한대의 창조 에너지가 비수처럼 숨어있는 책이다.

광화문역에는 좀비가 산다
이봉호 지음 | 240쪽 | 15,000원

4차원 문화중독자의 탈진사회 탈출법 대한민국의 현주소는 좀비사회 1번지! 천편일률적인 탈진사회의 감옥으로부터 유쾌하게 탈출하는 방법을 담고 있다. 무한속도와 무한자본, 무한경쟁에 함몰된 채 주도권을 제도와 규율 속에 저당 잡힌 우리들의 심장을 향해 날카로운 일침도 날린다.

나는 독신이다
이봉호 지음 | 260쪽 | 15,000원

자유로운 영혼의 독신자들, 독신에 반대하다! 치열한 삶의 궤적을 남긴 28인의 독신이야기! 자신만의 행복한 삶을 창조한 독신남녀 28人을 소개한다. 외로움과 사회의 터울 속에서 평생을 씨름하면서도 유명한 작품과 뒷이야기를 남긴 그들의 스토리는 우리의 심장을 울린다.

H502 이야기
박수진 지음 | 284쪽 | 15,000원

희로애락 풍뎅이들의 흥미진진한 이야기 인간이 만든 투전판에서 전사로 키워지며, 낙오하는 즉시 까마귀밥이 되는 끔찍한 삶을 사는 장수풍뎅이들. 주인공인 H502는 매일 살벌한 싸움을 하는 상자 속에서 힘을 키우며 강해지고 단단해지는 비법을 전수받는다. 그러던 어느 날 상자 밖으로 탈출할 절호의 기회가 찾아와 목숨을 거는데 과연 성공할 수 있을까.

나쁜 생각
이봉호 지음 | 268쪽 | 15,000원

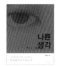

자신만의 생각으로 세상을 재단한 특급 문화중독자들 세상이 외쳐대는 온갖 유혹과 정보를 자기식으로 해석, 재단하는 방법을 담았다. 피카소, 아인슈타인, 메시앙, 르코르뷔지에, 밥 딜런, 시몬 볼리바르, 전태일, 황병기, 비틀스, 리영희, 마일스 데이비스, 에두아르도 갈레아노, 뤼미에르 형제, 하워드 진, 미셸 푸코, 마르크스, 프로이트, 다윈 등은 모두 '나쁜 생각'으로 세상을 재편한 특급 문화중독자들이다. 이들과 더불어 세상에 저항했고 재편집한 수많은 이들의 핵 펀치 같은 이야기가 펼쳐진다.

그는 대한민국의 과학자입니다
노광준 지음 | 616쪽 | 20,000원

황우석 미스터리 10년 취재기 세계를 발칵 뒤집은 황우석 사건의 실체와 그 후 황 박사의 행보에 대한 기록. 10년간 연구를 둘러싸고 처절하게 전개된 법정취재, 연구인터뷰, 줄기세포의 진실과 기술력의 실체, 죽은 개복제와 매머드복제 시도에 이르는 황 박사의 최근근황까지 빼곡히 적어놓았다.

대지사용권 완전정복
신창용 지음 | 508쪽 | 48,000원

고급경매, 판례독법의 모든 것! 대지사용권의 기본개념부터 유기적으로 얽힌 공유지분, 공유물분할, 법정지상권 및 관련실체법과 소송법의 모든 문제를 꼼꼼히 수록. 판례원문을 통한 주요판례분석 및 해설, 하급심과 상고심 대법원 차이, 서면작성 및 제출방법, 민사소송법 총정리도 제공했다.

음악을 읽다
이봉호 지음 | 221쪽 | 15,000원

4차원 음악광의 전방위적인 음악도서 서평집 40 음악중독자의 음악 읽는 방법을 세세하게 소개한다. 40권의 책으로 '가요, 록, 재즈, 클래식' 문턱을 넘나들며, 음악의 신세계를 탐방한다. 신해철, 밥 딜런, 마일스 데이비스, 빌 에반스, 말러, 신중현, 이석원을 비롯한 수많은 국내외 뮤지션의 음악이야기가 담겨있다.

남편의 반성문
김용원 지음 | 221쪽 | 15,000원

"나는 슈퍼우먼이 아니다" 소통 없이 사는 부부, 결혼생활을 병들게 하는 배우자, 술과 도박, 종교에 빠진 배우자, 왕처럼 군림하고 지시하는 남편, 생활비로 치사하게 굴고 고부간 갈등 유발하는 남편, 결혼에 실패한 이들의 판례사례를 통해 잘못된 결혼습관을 대놓고 파헤친다. 결혼생활을 지키기 위해 알아야 할 기본내용까지 촘촘히 담았다. 기본 인격마저 무너지는 비참한 상황에 놓인 부부들, 막막함 속에서 가족을 위해 몸부림치는 부부들 이야기까지 허투루 볼 게 하나 없다.

몸여인
오미경 지음 | 서재화 감수 | 239쪽 | 14,800원

자녀와 함께 걷는 몸여행 길! 동의보감과 음양오행 시선으로 오장육부를 월화수목금토일, 7개의 요일로 나누어 몸여행을 떠난다. 몸 중에서도 오장(간, 심, 비, 폐, 신)과 육부(담, 소장, 위장, 대장, 방광, 삼초)가 마음과 어떻게 연결되고 작용하는지 인문학 여행으로 자세히 탐험한다. 큰 글씨와 삽화로 인해 인체에 대해 궁금해하는 자녀에게 쉽고 재미있게 설명해줄 수 있다.

대통령의 소풍
김용원 지음 | 205쪽 | 12,800원

인간 노무현을 다시 만나다! 우리 시대를 위한 진혼곡 노무현 대통령을 모델로 삶과 죽음의 갈림길에 선 한 인간의 고뇌와 소회를 그렸다. 대통령 탄핵의 실체를 들여다보고 우리의 정치현실을 보면서 인간 노무현을 현재로 불러들인다. 작금의 현실과 가정을 들이대며 역사 비틀기와 작가적 상상력으로 탄생한 정치소설이다.

어떻게 할 것인가
김무식 지음 | 237쪽 | 12,800원

나를 포기하지 않는 자들의 자문법 절대 포기하지 않고 끈질기게 도전하면서 인생을 바꾼 이들의 자문자답 노하우로 구성하였다! 정상에 오르기 위해 스스로를 연마하고 자기와의 싸움에서 승리한 자들의 인생지침을 담은 것 포기하지 않는 한 당신에게도 기회가 있다. 공부하고 인내하면서 기회를 낚아챌 준비를 하면 된다. 당신에게도 신의 한 수는 남아 있다! 이 책에 그 방법이 담겨있다.

탈출　신창용 지음 ┃ 221쪽 ┃ 12,800원

자본과 시대, 역사의 횡포로 얼룩진 삶과 투쟁하는 상황소설　자본의 유령에 지배당하는 나라 '파스란'에서 신분이 지배하는 나라인 '로만'에 침투해, 로만의 절대신분인 관리가 되고자 진력하는 'M'. 하지만 현실은 그에게 등을 돌리고 그를 비롯한 인물들은 저마다 가진 존재의 조건으로부터 탈출하려고 온몸으로 발버둥치는데… . 그들은 과연 후세의 영광을 위한 존재로서 역사의 시간을 왔다가는 자들인가 아닌가…

흔들리지 않는 삶은 없습니다　김용원 지음 ┃ 187쪽 ┃ 12,800원

나의 삶을 지탱해주는 것들 100　삶을 끝까지 지속하게 하는 100가지 이야기! 세상으로부터 상처받고 좌절하며 심하게 흔들렸지만, 그 흔들림으로부터 얻은 소소한 깨달음을 기록했다. 몸부림치며 노력했던 발자취를 짧고 간결한 글과 사진으로 옮겼다. 세상을 돌아가게 하는 공공연하면서도 은밀한 암호들에 대해 해독하는 방법도 깨칠 수 있다.

하노이 소녀 나나　초이 지음 ┃ 173쪽 ┃ 11,800원

한국청년 초이와 베트남소녀 나나의 달달한 사랑 실화!　평범한 가정에서 평범하게 자라 평범한 30대 중반의 직장인, 평범한 생활, 평범한 스펙, 평범한 회사에 다니다가 우연히 국가지원 프로젝트를 맡으면서 베트남 생활을 하게 된다. 아이 같은 아저씨와 어른 같은 소녀의 조금은 특별한 이야기. 서울과 하노이… 서른여섯, 스물셋… '그들 사랑해도 될까요?'

아내를 쏘다　김용원 지음 ┃ 179쪽 ┃ 11,800원

잔인한 세월을 향해 쏘아 올린 에피소드 67　젖먹이 아이와 아내를 홀로 두고 뜻하지 않게 군에 간 남자가 아내에게 쓴 손편지들을 모아 엮었다. 닫혀버린 시간 속에서의 애절함이 깃든 이야기들은 넉넉한 쉼과 위로를 안겨줄 것이다. 편지가 주는 그리움의 바다에 빠져볼 것을 강력히 권해본다.

탈출, 99%을　신창용 지음 ┃ 331쪽 ┃ 14,800원

언제까지 1%갑에게 찢길 것인가?　예민한 현실의 정치, 권력, 경제 속 깊이 들어간다. 세상을 지배하는 영역인 정치·권력·경제 세계에 눈을 감거나 지나친 방론에 머무는 자는 누구일까? 주인공 'M'과 이야기를 이끄는 '파비안', 그들은 자본권력과 '1%갑'의 폭력에 순치되거나 살아남으려 무던히도 애쓰는데….

조물주위에건물주　신창용 지음 ┃ 95쪽 ┃ 4,800원

우리나라를 뒤흔드는 뜨거운 이슈들　정치무관심·외면, 재벌지배자, 권력자 팟캐스트, 일자리·일거리, 비정규직·영세자영업, 기회·결과의 평등, 사회안전망, 세월호, 미투, 촛불혁명, 김광석, 선거, 남북, 미국, 1가구1주택·감면, 헌법, 법언까지 우리나라에서 큰 이슈였던 주제를 재료로 소환했다. '1%갑 : 99%을'의 삶을 구속하고 이 땅을 지배하는 것들에 대한 단상들이 냉정한 논조로 펼쳐진다.

나는 강사다
한경옥 지음 | 219쪽 | 14,800원

주부 한경옥의 강사도전   꿈도 비전도 없던 주부가 쉰이 넘어 강사가 되겠다고 꿈을 꾸면서 겪은 좌충우돌 경험을 엮었다. 늦깎이 만학도의 길을 걸으며 강사의 꿈을 갖게 된 계기부터, 절대 긍정녀가 된 사연, 인생의 터닝포인트가 된 사건, 대중 앞에 서는 매력을 안겨준 사건들, 그리고 강사로서 두려움을 극복하는 법, 강의력을 끌어올리는 법, 청중과 호흡하는 법, 프로강사가 갖춰야 할 자세, 강사로 사는 삶까지 풍성한 이야기들로 가득하다.

나는 더 이상 끌려다니지 않기로 했다
김종삼 지음 | 227쪽 | 14,800원

내 주머니에 꽂은 빨대처리법   '옛날보다 살기가 더 어려워!' 삶은 더 풍요로워졌는데 사는 게 힘에 부친다. 지난 30년간 우리는 무슨 일을 한 걸까? 인터넷과 스마트폰, 자본주의 독주, 지방자치단체 등장은 우리를 성장시켰지만 힘들게 한 주범이다. 혁신이 준 편리함과 기득권 정치인의 달콤한 말에 끌려다니면서 목줄이 채워졌다. 우리에게 채워진 목줄과 꽂은 빨대를 제거할 때다. 그 비밀이 담겨있다. 무작정 끌려다니는 사람이 없는 세상을 꿈꾼다.

청와대로 간 착한 농부
최재관 지음 | 202쪽 | 15,000원

청와대 비서관 출신 농민운동가의 맛있는 수필집   청와대 농어업비서관 시절, 문재인 대통령을 도와 쌀값안정, 대통령 직속 농특위 출범, 우리밀 전량수매와 공공급식 확대, 직불제 개편 등 굵직한 현안들을 결과로 풀어낸 '착한 농부', 최재관 전 청와대 농어업비서관이 쓴 수필집. 문재인 대통령과의 일화들도 보는 재미를 더한다.

살아야 판다
강대훈 지음 | 331쪽 | 16,800원

국내외 시장을 개척하는 140가지 방법   회사와 나를 살리는 '생존기술'이 절실한 때다. 25년 간 수출 최일선에서 식품과 화학소재, 기계, 플랜트 등 수백 개 상품을 내다판 수출전문가가 세계를 누비면서 습득한 시장개척 방법을 녹여냈다. 팔아야 살고, 팔려야 지속하는 기업들의 생존법과 필살기를 담은 것이다. 상품과 서비스, 가치를 고객에게 어떻게 이식하는지 140장의 솔깃한 이야기로 생생하게 전해준다.